プログラム医療機器入門

製品事例、薬事、保険、海外規制、業界団体の動向

経済産業省 商務・サービスグループ 医療・福祉機器産業室 監修

薬事日報社

プログラム医療機器入門　目次

01

プログラム医療機器の研究開発支援について～序に代えて～

廣瀬大也（経済産業省 商務・サービスグループ 医療・福祉機器産業室室長）

1. 我が国の抱える社会課題の解決

現在、超高齢化社会が加速している我が国において、健康寿命を延ばし、高齢者がより健康で自立した生活を長く送れる社会の構築が求められている。

従来は治療が困難だった疾病も医療技術の進歩により、延命の可能性は高まっているが、完治しない以上、病と共に生きていかなければならず、また、治療したとしても再発に怯える日々が続く。加えて、近年の疾病構造は、急性疾患から生活習慣病をはじめとした慢性疾患へと変化しており、そもそも病気にならないための予防・健康づくりの観点にシフトすることが重要である。

しかし、私自身もそうだが、大半の人々は病気になって初めて健康のありがたみを感じるのではないだろうか。日頃から健康や疾病予防に対する意識を持たない健康無関心層を中心とした行動変容がなければ、予防・健康づくりのための施策を講じても効果は薄い。

こうした健康無関心層の意識を変え、継続的に自身の健康に関心を持たせるためには、行動経済学におけるナッジ理論を活用し、行動変容が促がされてしまう環境づくりや施策を行うことが有効とされている。

2016年1月に閣議決定された第5期科学技術基本計画では、2050年頃の社会のあるべき姿としてSociety 5.0が提唱され、産業界、研究機関、行政などがそれぞれに連携し、AIやIoT等の技術とビッグデータの活用による社会課題の解決を目指している。

医療の世界においても、心拍数などの個人データをリアルタイムに取得し、医療現場並びに患者の情報、病歴など、様々な情報を含むビッグデータをAIで解析することにより、病気の早期発見や治療の地域間格差の是正、医療従事者の負担軽減に加え、医療費などの社会的コストの削減や医療現場等での人手不足の解消、さらには健康寿命の延伸や患者のQoL向上が期待される。

2. SaMDへの期待

従来、病院で診断に用いられるCT等に関わるソフトウェア部分は機械のハード部分と併せて医療機器として承認されてきた。これが2014年の薬機法（正式名は「医薬品、医療機器等の品質、有効性及び安全性の確保等に関する法律」）改正により、ハードとしての医療機器だけでなく、汎用コンピューター等にインストールして性能を発揮するソフトウェア単体も薬機法上の医療機器となりえることとなった。そのような診断・治療など医療機器としての目的性を有するソフトウェアのことをプログラム医療機器（Software as a Medical Device：SaMD）と呼ぶ。

近年では、スマートフォンなどの情報通信機器が広く普及しているため、それらを用いたソフトウェアの普及も進み、日常生活の中で無意識に、自発的に（ナッジ理論）様々な健康管理が可能になると期待されている **(図1)**。

2020年頃からは家庭用心電計プログラムやニコチン依存症治療アプリなど、個人がスマートフォン等で使用するSaMDの開発が進んでおり、今後もSaMDの市場規模は拡大すると予測されている。

最近の調査によると、SaMDの市場規模は年22%の規模で拡大すると予測されている **(図2)**。

また、今後の開発においては、患者の医療支援や重症化予防だけでなく、データの集約・解析により、自然災害や感染症等、有事における国民の健康維持にもSaMDが寄与することが期待されている。

●図 1―プログラム医療機器の位置づけの発展の歴史

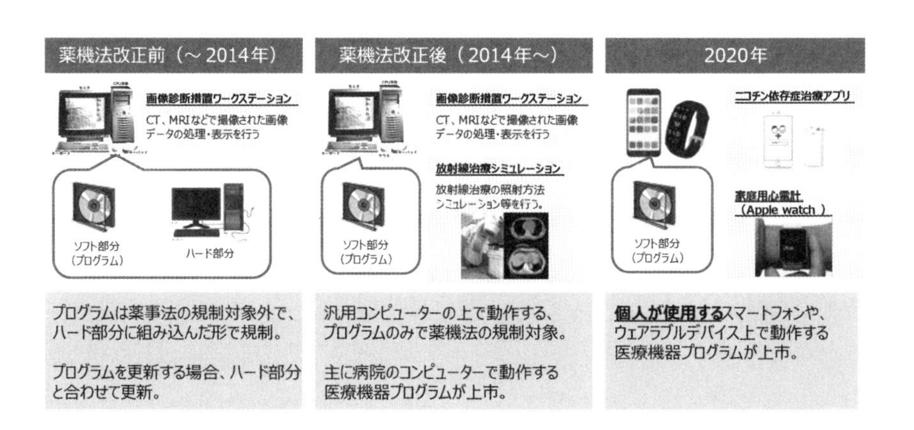

3. SaMDの現状

日本はアメリカに比べてSaMDの開発が遅れていると耳にすることもあるが、これは数え方が異なるからであり、ニコチン依存症や不眠障害を治療することを対象とした治療用アプリや内視鏡や放射線の画像を診断補助するソフトウェアが日本で開発されている例を見ても、むしろ日本におけるSaMDの開発は進んでいる面もあると思う。

従来の医療機器と異なるこうしたチャレンジングな領域では、医療機器メーカーのみならず、製薬企業やベンチャー企業など、これまでとは違った顔ぶれによる研究開発が多く行われている。

SaMDは従来の医療機器に比べ、①データ収集の際の個人情報の取り扱いのハードルの高さ、②医療機器の該当性判断や薬事審査の難しさ、③保険収載等の予見性が低いことによる事業計画の立てづらさ、④上市

●図2―プログラム医療機器の市場規模予測

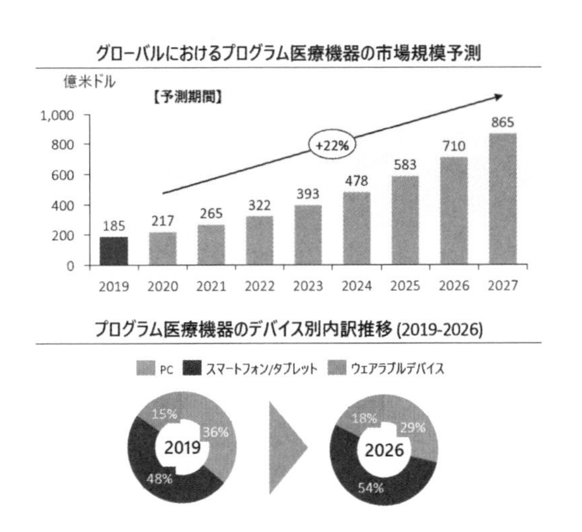

後の汎用機器のOSのアップデートに伴うメンテナンス等の繁雑さ、などの課題があると言われている。他国での開発例や支援制度等は、置かれている医療事情や制度等が異なる事を考慮しつつも、参考にしながら、我が国のSaMD開発支援について検討を進めていくことが重要であると思われる。

4. 医療機器基本計画でのSaMDの位置づけ

令和4年に行われた「国民が受ける医療の質の向上のための医療機器の研究開発及び普及の促進に関する法律（平成26年法律第99号）」（略称：医療機器促進法）に基づく「国民が受ける医療の質の向上のための医療機器の研究開発及び普及の促進に関する基本計画」（以下「医療機器基本計画」という）の見直しにおいて、目指すべき3つのゴール——

●図3—医療機器基本計画の概要（第2期）

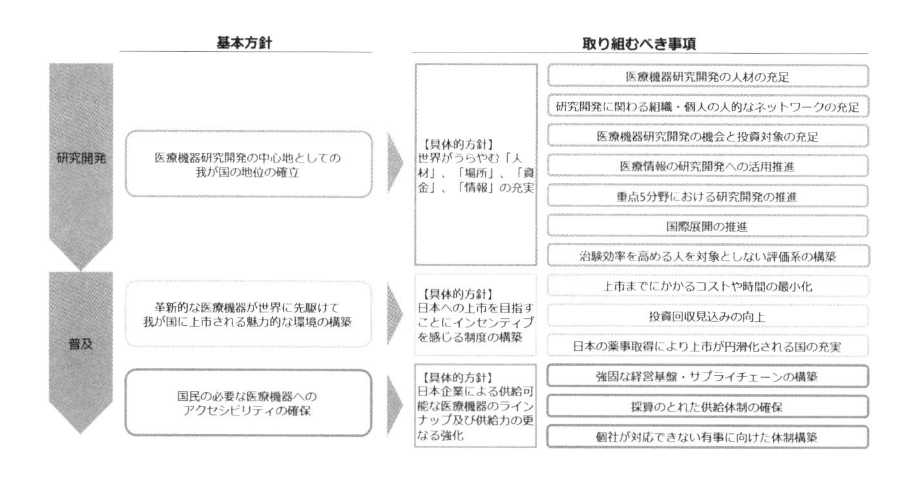

①迅速に医療機器の研究開発を進めるということで「医療機器の研究開発の中心地としての我が国の地位の確立」、②遅滞なく国内外で開発された革新的な医療機器が世界に先駆けて日本に導入されるようにということで「革新的な医療機器が世界に先駆けて我が国に上市される魅力的な環境の構築」、③どのような環境でも医療機器等が確保できるようにということで、「国民の必要な医療機器へのアクセシビリティの確保」——が示された **(図3)**。

また、医療機器基本計画では、特に上記①の地位確立に向けた研究開発を推進する重点５分野が示されており、その１つに「日常生活における健康無関心層の疾病予防、重症化予防に資する医療機器」が挙げられている。これは、疾患リスク因子を無意識下・非侵襲的に継続モニタリングしたり、生活習慣病を有する患者に対し、日常生活における自己管理をサポートしたりする医療機器を想定しており、具体的には、重大な

●図４—研究開発を推進する重点５分野

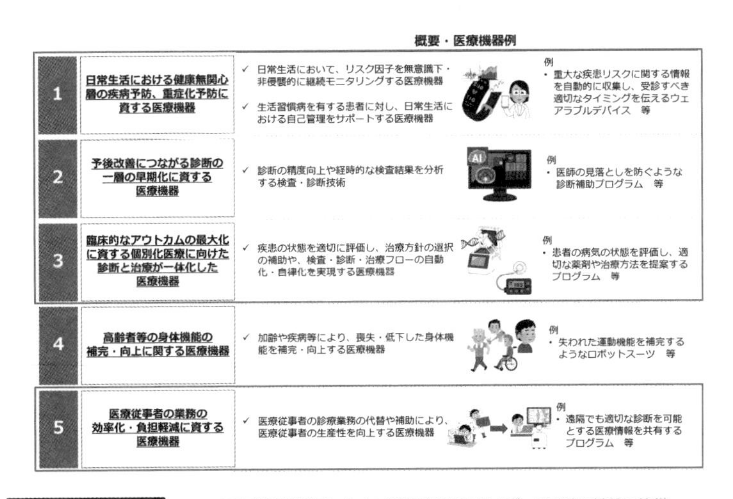

疾患リスクに関する情報を自動的に収集し、受診すべき適切なタイミングを伝えるウェアラブルデバイス等である（図4）。

5. SaMDの今後

今後、どのような医療機器が現れてくるのか楽しみにしている方も多いのではないだろうか。また、医療機器の開発動向を知りたいという方もいると思われる。こうした点については、公益財団法人医療機器センターの医療機器産業研究所が、AI医療機器産業の現状と将来を知るために①承認済み情報：現在上市さている製品、②臨床試験情報：次に登場するであろう製品／技術、③研究開発情報：将来に向け研究開発の技術――についてシリーズ調査を行っている（図5）。

現在上市さている製品としては、米国FDAでAI/ML（人工知能／機械

●図5—AI医療機器の現状と将来を知るために

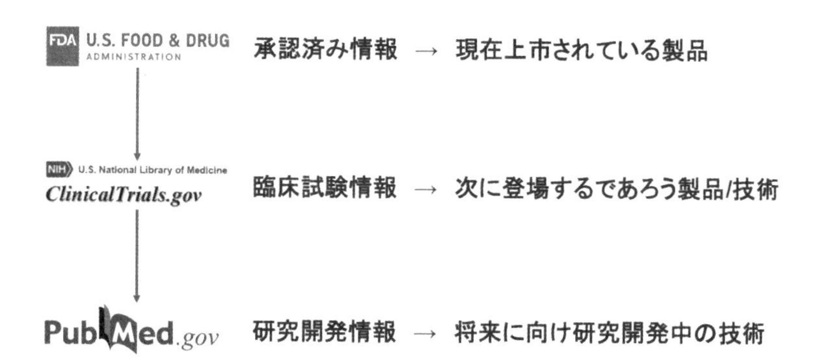

●図 6—現在上市されている AI/ML 技術を活用した医療機器

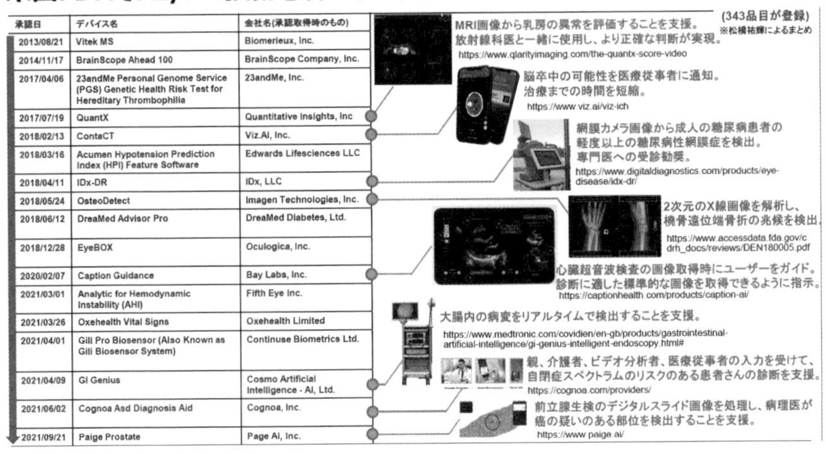
米国FDAでAI/ML技術を活用した新医療機器

承認日	デバイス名	会社名(承認取得時のもの)
2013/08/21	Vitek MS	Biomerieux, Inc.
2014/11/17	BrainScope Ahead 100	BrainScope Company, Inc.
2017/04/06	23andMe Personal Genome Service (PGS) Genetic Health Risk Test for Hereditary Thrombophilia	23andMe, Inc.
2017/07/19	QuantX	Quantitative Insights, Inc
2018/02/13	ContaCT	Viz.AI, Inc.
2018/03/16	Acumen Hypotension Prediction Index (HPI) Feature Software	Edwards Lifesciences LLC
2018/04/11	IDx-DR	IDx, LLC
2018/05/24	OsteoDetect	Imagen Technologies, Inc.
2018/06/12	DreaMed Advisor Pro	DreaMed Diabetes, Ltd.
2018/12/28	EyeBOX	Oculogica, Inc.
2020/02/07	Caption Guidance	Bay Labs, Inc.
2021/03/01	Analytic for Hemodynamic Instability (AHI)	Fifth Eye Inc.
2021/03/26	Oxehealth Vital Signs	Oxehealth Limited
2021/04/01	Gili Pro Biosensor (Also Known as Gili Biosensor System)	Continuse Biometrics Ltd.
2021/04/09	GI Genius	Cosmo Artificial Intelligence - AI, Ltd.
2021/06/02	Cognoa Asd Diagnosis Aid	Cognoa, Inc.
2021/09/21	Paige Prostate	Page AI, Inc.

出典：医療機器センター中野氏資料「AIを含むSaMD開発の国際動向」

●図 7—次に登場するであろう製品・技術

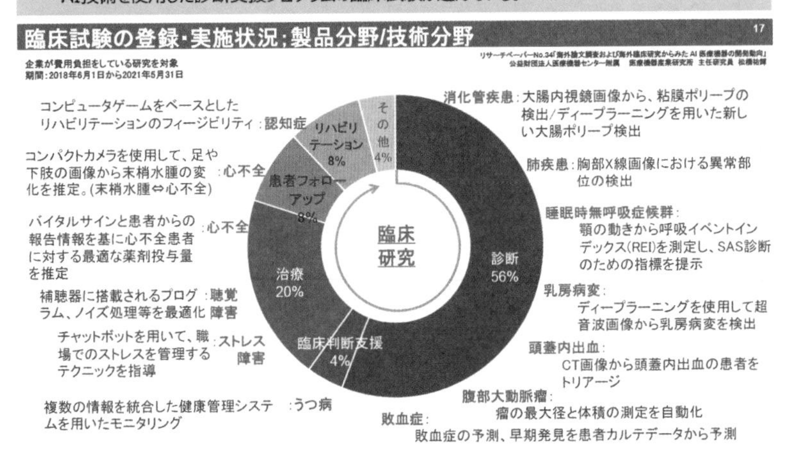

出典：医療機器センター中野氏資料「AIを含むSaMD開発の国際動向」

●図8—将来に向け研究開発中の技術

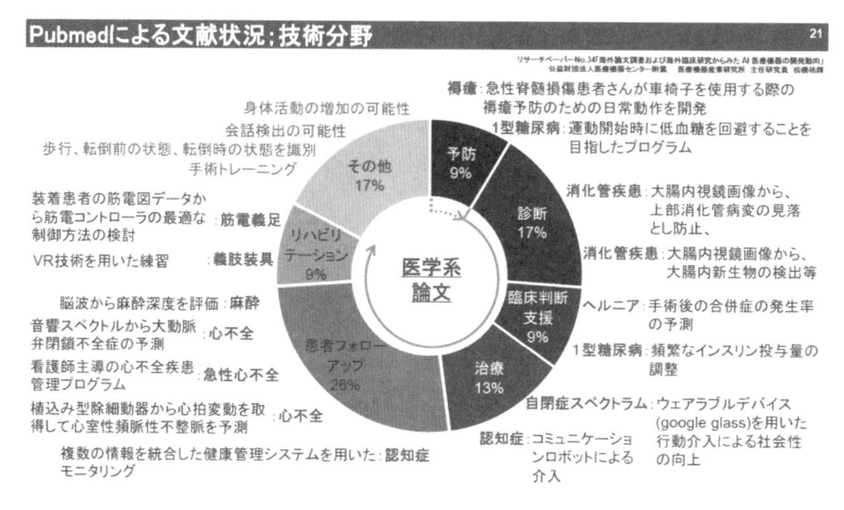

出典：医療機器センター中野氏資料「AIを含むSaMD開発の国際動向」

学習）技術を活用した、脳卒中の可能性を医療従事者に通知することによって、治療までの時間を短縮させるような新医療機器もある（図6）。

次に登場するであろう製品／技術としては、AI技術を使用し、医療画像情報から異変部を発見する診断支援プログラムや神経系の治療プログラムの臨床試験が進んでいる（図7）。

将来に向け研究開発中の技術としては、診断や神経系の治療に加え、予防や患者フォローアップといった領域で使えるものが期待されていることが分かる（図8）。

6. おわりに

本書では、プログラム医療機器とはどんなモノか、事例を挙げて紹介するとともに、企業の方が行うプログラム医療機器やそのビジネスモデルの検討を支援するため薬事や保険の基礎的な項目についても解説した。本書を手に取る目的は人それぞれだと思うので、必要であったり関心があったりする部分だけ読んでいただくのもよいし、全体を総覧して概要を把握するのに使っていただいてもよい。いずれにしても、本書が読者の参考になれば幸いである。

02

プログラム医療機器の事例

藤原崇志（公益財団法人大原記念倉敷中央医療機構倉敷中央病院）

プログラム医療機器は医療機器の中でも、デジタル技術等を利活用する機器として区別されることがあるが、プログラム医療機器の中でも治療を目的とするもの、診断支援を目的とするものなど、様々な種類がある。同じプログラム医療機器でも治療と診断支援では医療機器開発の仕方や市場参入、保険適用などで戦略が大きく異なってくる。そのため本章では国内・米国でのプログラム医療機器の開発事例をとりあげ紹介する。

		日本	海外
医療機器	治療	●CureApp SC他 ●不眠治療用アプリケーション	
	診断支援	●EIRL Chest Nodule ●EndoBrainシリーズ ●Nodoca ●AMI	●IDx-Dr ●Vis.ai. Detection of suspected ICH ●Caption guidance
	診断プラットフォーム	●JOIN	
非医療機器	医療機器ネットワーク	●SCOT（OpeLiNK）	
	生活改善サポート	●TOMOCO	

0201

汎用画像診断装置用プログラム：Join

藤原崇志（公益財団法人大原記念倉敷中央医療機構倉敷中央病院）

[会社概要]

商号：株式会社アルム（Allm Inc.）
所在地：東京都渋谷区道玄坂一丁目12番1号 渋谷マークシティ ウエスト16階
代表取締役社長：坂野哲平
会社設立年：2001年4月18日
医療機器への参入時期（年）：2014年
主な株主：株式会社ディー・エヌ・エー
主要製品：Join

[会社沿革]

2001年4月　デジタルコンテンツ配信に関わるコンピュータソフトウェアの開発・コンサルティングを行う有限会社スキルアップジャパンを設立
2013年8月　動画配信プラットフォーム提供に関する事業を会社分割によりスキルアップ・ビデオテクノロジーズ株式会社に承継
2014年3月　地域包括ケアシステム推進ソリューション「Team」を提供開始
2014年8月　医療関係者間コミュニケーションアプリ「Join（ジョイン）」（非医療機器）を医療機関等向けに提供開始
2015年1月　社名を株式会社アルムに変更
2015年4月　救命・救急サポートアプリ「MySOS」をApp Storeにてリリース
2015年7月　汎用画像診断装置用プログラム　Joinの医療機器認証を取得

2021年4月　総額約56億円の第三者割当増資
2022年5月　株式会社ディー・エヌ・エーと第三者割当増資の引受による株式の取得および子会社化に向けた基本契約書を締結
2022年11月　スマートフォン一体型無散瞳眼底カメラ「Eyer」が薬事認証

1. 参入のきっかけ

現アルムは、もともとは医療と関係なく、アパレル通販サイトやファンクラブ事業など様々な事業を行っていた。2013年に事業として大きかった動画配信プラットフォーム事業を売却し、その後、新しい事業を始める際に医療機器事業に参入した。ちょうど2013年は薬機法改正が行われ（2014年施行）、それまでハードウェアのみであった医療機器にプログラムが加えられ、薬機法の規制対象になった時である。医療分野は産業のIT化が遅れていたが、今後プログラムが医療現場にはいっていくことでDX化が進み、その中で産業が抱える課題を解決する大きなチャンスが期待できることから参入した。社員の約8割を投入し、医療機器プログラム会社としてスタートした。

2. 医療機器Joinの概要

Join（ジョイン）は、病院内にいる医療者と病院外にいる医療者を“モバイル×クラウド”でリアルタイムにコミュニケーションをとることを可能にする医療関係者間コミュニケーションアプリである。アプリ版、Web版があり、医療者はアプリ版を個人端末にダウンロードすることで、病院職員メンバー同士でチャット機能、画像共有、音性/ビデオ通話によりコミュニケーションをとることができる（図1）。

医療用画像管理システム（PACS：Picture Archiving and Communi-

●図 1—Join の Web 版

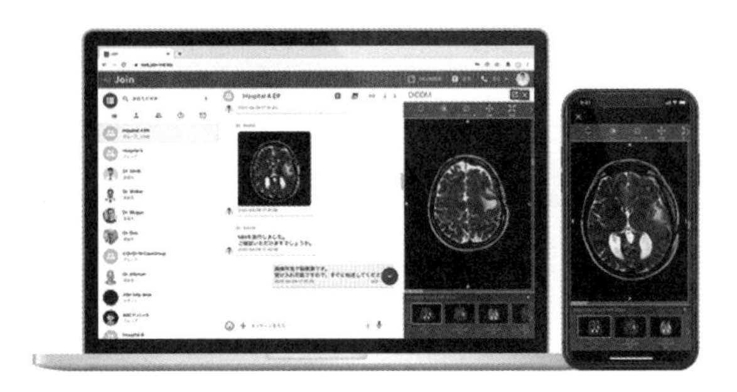

●図 2—病院内と病院外での利用イメージ

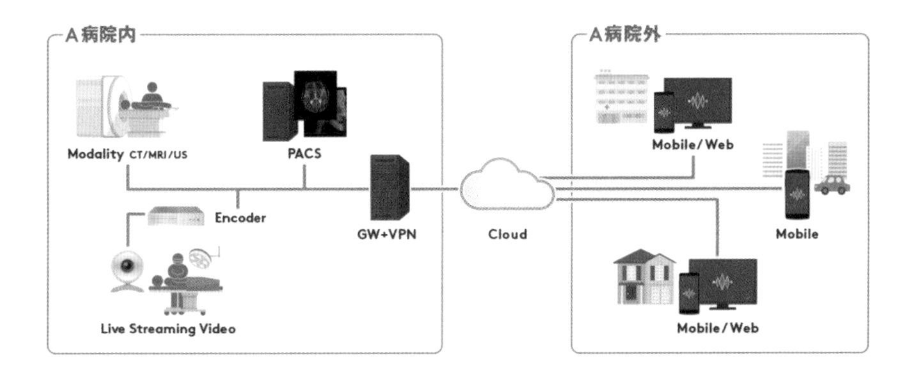

cation System）などの院内システムと連携し、医療機関で撮像されたCT/MRI画像をクラウド上で保存し、その画像をJoin内で閲覧したり、またチャットに貼り付け・画像上への書き込み編集することで、単なるチャットツールではなく、詳細な医療情報を供有することができる（図2）。また電子カルテと連携して処方箋データや検査データを参照することも可能である。

管理者の承認設定により病院をまたいだ連携や、救急車との連携も可能である。病院をまたいだ連携では、非専門医しか存在しないもしくは専門的な治療を行えない医療機関と、専門的なもしくは高度な治療を行える医療機関を連携することができる。非専門医のみ常駐の医療機関から、高度医療機関での治療が必要かどうかの相談がいつでも可能であり、治療が必要と判断されればすぐに医療情報が共有され、患者搬送につなぐことができる。Joinではオプション機能として電子カルテ連携により処方箋データや検査値データなどが参照可能である。また救急車との連携では、連携した救急車の位置情報をトラッキングすることができ、救急車の病院到着時間に合わせて手術準備の対応などが可能である。

3. 薬事規制等への対応

（1）医療機器該当性

Joinの機能のうちチャットツールや画像共有、音声/ビデオ通話は、医療機器に該当しない。また電子カルテと連携して処方箋データや検査データを参照する機能についても、プログラムの医療機器該当性に関するガイドラインの中で医療機関内の業務支援内容と位置づけられ、医療機器に該当しない。 一方で、画像診断機器で撮像した画像を疾病の診断・治療・予防に用いる目的で医療者に提示することは、既存の医療機器と同等の行為であることなどから医療機器に該当するため、医療機器として薬機法の対象となっている。

なお、2013年の薬機法改正によりプログラム・ソフトウェア単体であっても医療機器に該当し、薬機法の規制対象に含まれることになった。一方でプログラム・ソフトウェアとして医療機器を含むサービスを展開する場合に注意が必要なのは、プログラムが医療機器として規制対象になる範囲が流通単位で規定されうる点である。経済産業省が厚生労働省、産学と連携して策定しているホームページに、関連する厚生労働省の過去のQAが公開されている。

> Q4——（中略）「複数の機能を有するプログラムの医療機器該当性の判断に当たっては、少なくとも1つの機能が医療機器プログラムの定義を満たす場合、全体として医療 機器としての規制を受けることになる。」について、ここでいう全体とは何を指すのか。例えば、プログラムの形態をとるプラットフォーム(例:通話アプリ)において、ミニアプリとして医療機器となりうるアプリをプラットフォーム上で提供する場合、プラットフォーム全体が医療機器となるという理解をすればよいか？それともミニアプリのみが医療機器となるのか。
>
> A4——プログラムが医療機器として規制対象となる範囲は流通単位で判断され、プラットフォームとミニアプリが不可分であり、それぞれ単独流通できない場合は一体として規制対象となる。

(2) 製造販売業

第一種医療機器製造販売業取得（許可番号13B1X10201）、医療機器製造業登録（登録番号13BZ201579）のほか、BS EN ISO 13485：

2016（医療関連ソフトウエアの開発・保守）、ISO／IEC27001：2013（医療関連ソフトウエアの開発・保守）など取得。プログラム医療機器はクラス2医療機器に該当するが、関連する子会社で脳動脈瘤流体解析ソフト・頭蓋内ステントの開発を行っており、その製造販売業として第一種医療機器製造販売業を取得している。

（3）承認等の品目、承認/認証のための試験等

「汎用画像診断装置用プログラム　Join」は、疾病診断用プログラムに該当する。クラス分類はII（管理医療機器）、一般的名称は汎用画像診断装置ワークステーション用プログラムである。

医療機器の区分は薬機法施行令別表1に定められているが、2013年の薬機法改正でプログラム単体が医療機器の規制に入ることから、「疾病診断用プログラム」「疾病治療用プログラム」「疾病予防用プログラム」が施行令別表1に追加された。また薬機法改正まではX線画像やCT（X線コンピューター断層撮影装置）・MRI（磁気共鳴画像）装置などの画像を表示するプログラムは、ハードウェアとして「汎用画像診断装置ワークステーション」という一般的名称で区分されていた。

薬機法改正にともない、ハードウェア一体型ではなくプログラム単体用の区分　が必要になることから、汎用画像診断装置ワークステーション用プログラムという区分が作られた。汎用画像診断装置ワークステーション用プログラムは認証基準が定められているため、PMDAによる承認は不要で、認証機関による医療機器としての認証により製造販売が可能である。Joinは、平成17年厚生労働省告示第122号で規定される基本要件基準及び平成17年厚生労働省告示第112号で規定される核医学装置ワークステーション用プログラム等基準 に合致して開発がすすめられ、2015年7月に医療機器として認証を受けた。

4. 保険適用

Joinは認証医療機器としては珍しく、従来の保険適用の範囲の変更が行われている。従来のハードウェア型の汎用画像診断装置ワークステーションは、基本的には医療機関に販売されたあとはその医療機関内でのみ画像が参照可能であった。しかし、プログラムとして汎用画像診断装置ワークステーションを提供するJoinでは、医療機関内だけでなく外からでも画像共有が可能となっている。

もともと脳卒中患者に対する医療技術として脳卒中ケアユニット入院医療管理料という項目がある。これは脳卒中患者では診断から治療までに時間がかると予後が悪化するため、迅速な診断・治療につなげるために専門医が常駐することが要件として算定可能な項目になる。従来は神経内科または脳神経外科を５年以上経験した医師が常駐することが要件

●図 3―脳卒中ケアユニット入院医療管理料の施設基準の緩和

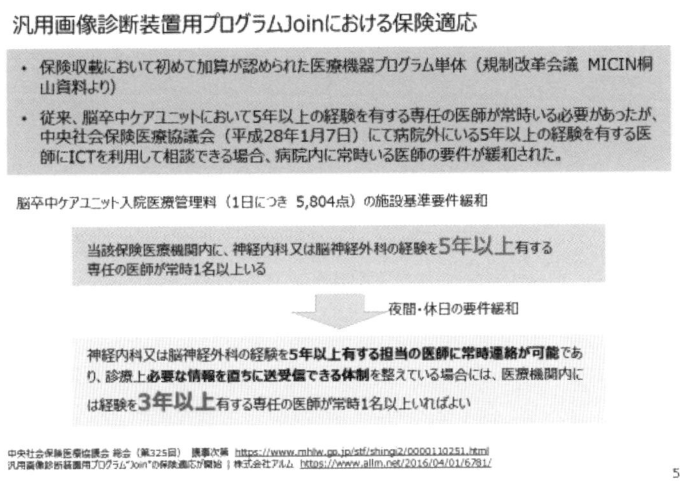

汎用画像診断装置用プログラムJoinにおける保険適応

- 保険収載において初めて加算が認められた医療機器プログラム単体（規制改革会議 MICIN桐山資料より）
- 従来、脳卒中ケアユニットにおいて5年以上の経験を有する専任の医師が常時いる必要があったが、中央社会保険医療協議会（平成28年1月7日）にて病院外にいる5年以上の経験を有する医師にICTを利用して相談できる場合、病院内に常時いる医師の要件が緩和された。

脳卒中ケアユニット入院医療管理料（1日につき 5,804点）の施設基準要件緩和

当該保険医療機関内に、神経内科又は脳神経外科の経験を5年以上有する専任の医師が常時1名以上いる

↓ 夜間・休日の要件緩和

神経内科又は脳神経外科の経験を**5年以上有する担当の医師に常時連絡が可能**であり、診療上**必要な情報を直ちに送受信できる体制**を整えている場合には、医療機関内には経験を**3年以上**有する専任の医師が常時1名以上いればよい

中央社会保険医療協議会 総会（第325回） 議事次第 https://www.mhlw.go.jp/stf/shingi2/0000110251.html
汎用画像診断装置用プログラム"Join"の保険適応が開始 | 株式会社アルム https://www.allm.net/2016/04/01/6781/

5

であったが、診療上必要な情報を直ちに送受信できる体制があれば、常駐する医師が5年以下の医師であっても算定できるようになった **(図3)**。

5. 販売

2015年4月に、第1種医療機器製造販売業の許可を取り、同年7月に汎用画像診断装置用プログラム　Joinの医療機器認証を取得した。その3ヶ月後にはアメリカと、ヨーロッパでも許認可を取得し、製品開発を並行して走らせつつ2016年4月にはブラジルでも許認可を取得した。医療ICT事業の海外展開をすすめており、2021年までに世界8カ国（米国、ドイツ、アラブ首長国連邦、ブラジル、チリ、台湾、マレーシア、ケニア）に現地法人を展開している。

[参考文献]

経済産業省／国立研究開発法人日本医療研究開発機構，医療・健康分野における行動変容を促す医療機器プログラムに関する開発ガイドライン2023（手引き），令和5年3月

0202

ソフトウェアで「治療」を再創造する：CureApp

藤原崇志（公益財団法人大原記念倉敷中央医療機構倉敷中央病院）

[会社概要]

商号：株式会社CureApp（CureApp, Inc.）

所在地：東京都中央区日本橋小伝馬町12-5 小伝馬町YSビル4階

代表取締役社長：佐竹晃太

会社設立年：2014年7月31日

医療機器への参入時期（年）：2014年

資本金：1億円（2022年10月時点）

主な株主：カーライル・ジャパン・エルエルシー、Beyond Next Ventures株式会社、第一生命保険株式会社、株式会社慶應イノベーション・イニシアティブ、伊藤忠テクノロジーベンチャーズ株式会社、森トラスト株式会社、SBIインベストメント株式会社、CYBERDYNE株式会社、三菱UFJキャピタル株式会社、伊藤忠商事株式会社、いわぎん事業創造キャピタル株式会社、みずほキャピタル株式会社、株式会社インテージホールディングス、株式会社コシダカホールディングス、株式会社セゾン・ベンチャーズ、ちばぎんキャピタル株式会社、役員等

主要製品：ニコチン依存症向け治療用アプリ，高血圧症向け治療用アプリ，法人向けプログラム「ascureモバイルヘルスプログラム」

[会社沿革]

2014年7月　創業

2015年2月　ニコチン依存症を対象とした治療用アプリの多施設共同臨床試験を開始
2017年4月　ascureモバイルヘルスプログラム第1弾としてascure禁煙プログラムを提供開始
2017年5月　IoTデバイス「ポータブル呼気CO 濃度測定器一体型治療アプリ」を発表
2017年6月　Beyond Next Ventures、慶應イノベーション・イニシアティブ、SBIインベストメントを引受先とする総額3.8億円の第三者割当増資
2017年10月　ニコチン依存症向け治療用アプリの治験開始
2018年4月　NASH（非アルコール性脂肪肝炎）を対象とした治療アプリの多施設共同臨床試験を開始
2018年6月　高血圧症治療用アプリの共同研究を自治医科大学と開始
2019年3月　株式会社CureApp　米国法人（CureApp North America, Inc.）設立
2019年4月　特定保健指導対応ascure STEPSを提供開始
2019年7月　第一生命保険株式会社、森トラスト株式会社、株式会社コシダカホールディングス、株式会社インテージホールディングス等を引受先とする、総額22億円の第三者割当増資を実施（累計約41.7億円）
2019年12月　高血圧症向け治療用アプリの治験開始
2020年6月　アルコール依存症向け治療用アプリの共同研究を国立病院機構久里浜医療センターと開始
2020年8月　ニコチン依存症向け治療用アプリの薬事承認取得
2020年10月　治療用アプリ処方プラットフォームを医療機関へ提供開始
2020年11月　がん領域における治療用アプリの開発を第一三共株式会社と開始
2020年12月　ニコチン依存症向け治療用アプリの保険適用・処方開始
2021年3月　ジャパン・コインベスト3号投資事業有限責任組合や既存株主をはじめとした10社を引受先とする第三者割当増資及び、株式会社商工組合中央金庫からの融資とを合わせて約21億円の資金調達を実施（累計資金調達額約64億円）
2021年5月　アルコール依存症向け治療用アプリの臨床試験を開始
2021年8月　高血圧症向け治療用アプリの承認申請
2021年12月　医療法人社団ゆみのをパートナーに「慢性心不全向け治療用アプリ」の開発を開始
2022年4月　高血圧症向け治療用アプリの薬事承認を取得
2022年8月　カーライルよりマイノリティー出資（約70億円）を実施（累計資金調達額 約134億円）
2022年8月　サワイグループホールディングス株式会社とNASH向け治療用アプリの開発及び販売ライセンス契約を締結
2022年9月　高血圧症向け治療用アプリの保険適用・処方開始
2022年11月　福島県立医科大学と「慢性腰痛症向け治療用アプリ」の共同研究を開始
2023年1月　アルコール依存症向け治療用アプリの治験を開始

1. 参入のきっかけ

株式会社CureApp（キュアアップ）の代表取締役の佐竹晃太氏は医師であり、日本赤十字社医療センターで呼吸器内科後期研修ののちに、上海の中欧国際ビジネススクール（CEIBS：China Europe International Business School）に留学した。CEIBSでは2年目に提携先の米国ジョンズ・ホプキンス大学で公衆衛生を学んだが、その中の「医療インフォマティックス」を学ぶクラス・専攻プログラムで米国のウェルドック（Welldoc）社が開発した糖尿病治療用アプリ「BlueStar」（ブルースター）の論文に出会ったのが治療用アプリ開発のきっかけとなっている。従来、疾患の治療法は「薬」か「医療機器」が中心の中で、その論文ではソフトウェア、しかもスマートフォンアプリという身近なツールが糖尿病患者で新薬と同等の効果を出しているというデータであった。そこで佐竹氏自身の専門領域である呼吸器内科でスマートフォン用アプリが効果を発揮できそうなテーマを考え、禁煙（ニコチン依存症）を対象とした治療用アプリ開発に向けて会社を立ち上げた。

2. 医療機器CureApp SCの概要

CureApp社では複数のパイプラインで開発を進めており、2023年時点で医療機器として承認されているのはニコチン依存症及び高血圧症に対する医療機器である。ここでは「CureApp SC ニコチン依存症治療アプリ及びCOチェッカー」（以下「CureApp SC」という）を紹介する。

CureApp SCは、ニコチン依存症患者を対象として、「禁煙治療のための標準手順書第7版」（日本循環器学会、日本肺癌学会、日本癌学会、日本呼吸器学会編）に記載されている標準禁煙治療プログラムを実施する際に上乗せして使用し、禁煙治療の補助を行うシステムとなっている。

CureApp SCは、患者用アプリケーション（患者アプリ)、医師用アプリケーション（医師アプリ)、携帯型呼気一酸化炭素濃度測定器（COチェッカー）の3つから成る（図1)。CureApp SCは医師から処方される形で使用される。ニコチン依存症の患者が病院を受診し、CureApp SCを使用すると判断された場合、医師は患者にアプリを使用するために必要な処方コードを患者に渡す。患者はアプリをインストールし、処方コードを入力することで使用開始することができる。

https://sc.cureapp.com/d/about/#aboutMeritsWrapper

患者は、患者アプリを通じてニコチン依存症に対する理解を深めることができ、また患者アプリとCOチェッカーを用いて禁煙状況をセルフ

●図1—CureApp SCの構成

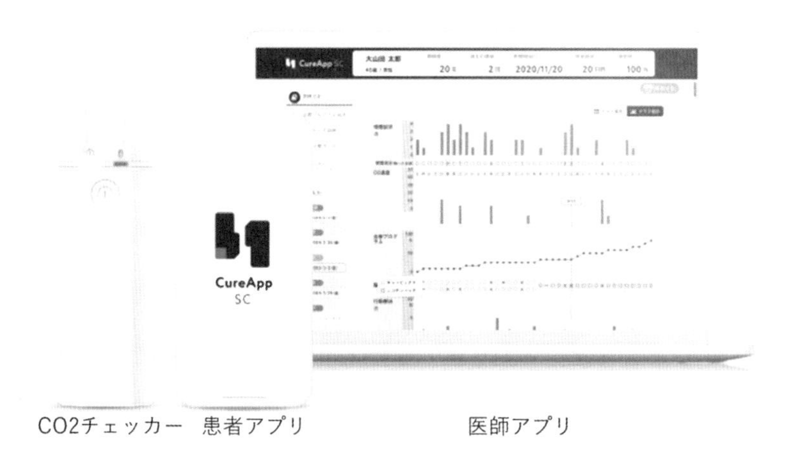

●図 2—「治療空白」を埋め、介入頻度を飛躍的に向上する CureApp SC

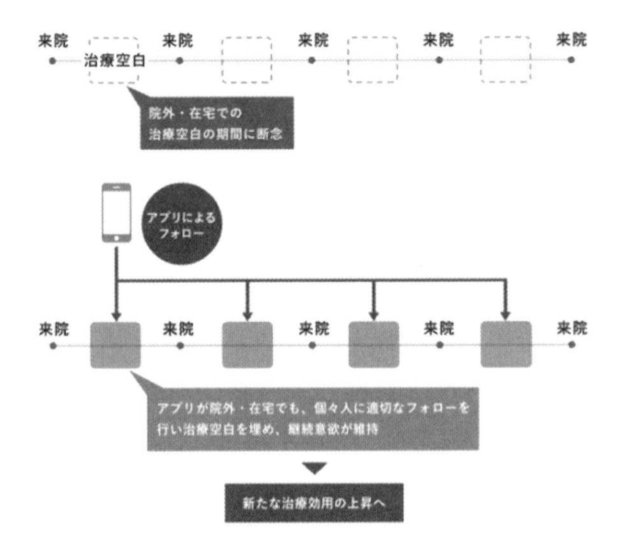

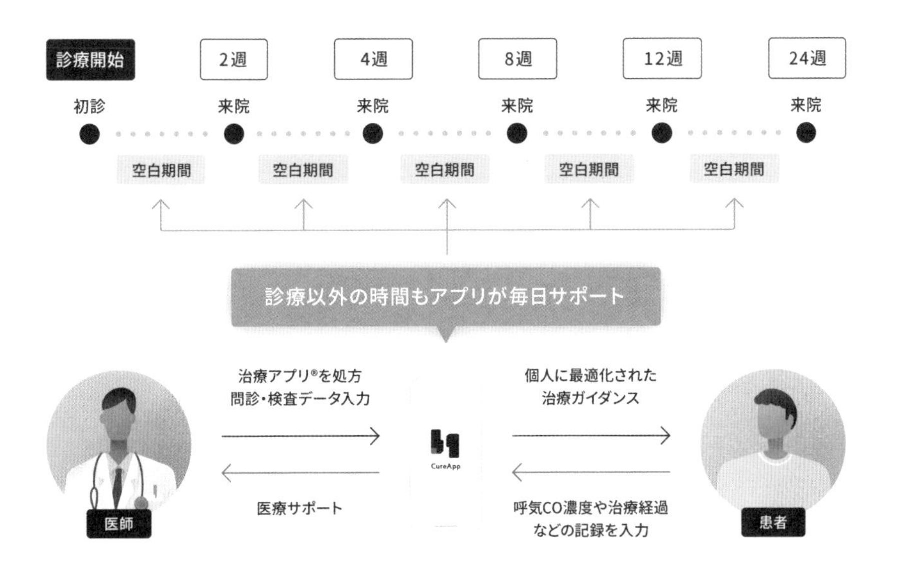

モニタリングできる。患者アプリには禁煙日記機能があり、患者自身が禁煙状況について記録をし、またCOチェッカーにより呼気CO濃度が測定でき、禁煙継続によってCO濃度が低下していくことを確認することができる。医師は医師アプリを通じて患者のセルフモニタリングの状況を確認することができ、外来におけるニコチン依存症治療管理に役立てることができる。

禁煙によるニコチン依存症は薬物依存症（精神疾患）の一種であり、「身体的依存」と「心理的依存」の2種類の依存がある。「身体的依存」に対してはバレニクリン（商品名：チャンピックス）などの禁煙補助薬が有効である一方で、「心理的依存」は長年の喫煙習慣によって身についたタバコを欲する習慣や癖からの離脱ができない心理状態が原因のため医薬品では効果が不十分になる場合もある。そのためニコチン依存症患者の治療では禁煙継続率は治療後12週で6割程度、治療後1年で3～4割程度となっている。従来の禁煙外来では3か月に5回程度の診察時しか医師・看護師による医学的サポートが受けられず、それ以外の多くの時間は患者自身の孤独な闘いとなってしまい、その間に生じる離脱症状の苦しさなどから断念してしまうことが多くある。CureApp SCは個々の患者様の治療状況や体調の変化に応じてスマートフォンを通じてカスタマイズされたサポートを行い、正しい知識の習得や心理的依存を克服するための支援を強化することができる（**図2**）。

3. 薬事規制等への対応

（1）製造販売業

CureApp SCはクラスII医療機器であり、CureApp社は2016年2月に第二種医療機器製造販売業許可を取得している。また2016年10月に情報セキュリティマネジメントシステム（ISMS）の認証を取得、2018年3月にプライバシーマーク（Pマーク）を取得している。

（2）承認等の品目、承認/認証のための試験等

①　治験成績

CureApp SCは、クラスIIの管理医療機器で、特定保守管理医療機器、一般的名称は禁煙治療補助システムである。スマートフォンアプリを含有するため、いわゆるプログラム医療機器として紹介されることが多いが、薬機法上のプログラム医療機器には該当していない。医療機器は薬機法施行令別表1に医療機器の範囲が記載されており、医療機器としてのプログラムはここで「疾病診断用プログラム」、「疾病治療用プログラム」、「疾病予防用プログラム」の3つとなっている。しかし、CureApp SCはそこではなく、ハードウェア型の医療機器「機械器具」の21番目

●図3―CureApp SCとシャムアプリの禁煙持続率

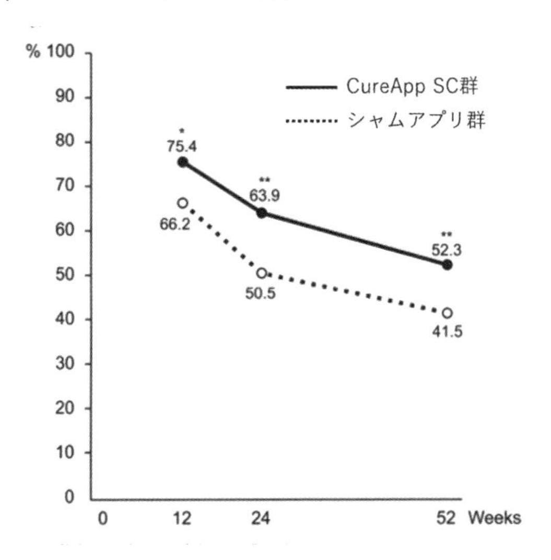

「内臓機能検査用器具」に区分され、承認されている。

CureApp SCは後述する医療機器に対する個別の保険点数の適用を目指していたことから、治験によって効果を検証している。ニコチン依存症に係るスクリーニングテスト（TDS）でニコチン依存症と診断（TDS 5点以上）され、かつブリンクマン指数（1日の喫煙本数×喫煙年数）が200以上の患者を対象として治験は行われた。先行する多施設共同試験等から効果を見積もり、580例（治療群とコントロール群各290例）を対象に、9～24週における継続禁煙率を主要評価項目として評価が行われた。その結果、治療後12週までの禁煙継続率はコントロール群66.2%に対して治療群75.4%であり、その後も治療群はコントロール群に比べて高い禁煙継続率を維持することができた（図3）。

② シャムアプリの使用に関する審査上の懸念

審査の過程では2群比較における対照群（いわゆるシャムアプリを使用した群）の設計についても議論になっている。標準禁煙治療プログラムにおいては禁煙日記等を記録することが推奨され、CureApp SC群は禁煙日記機能により禁煙日記の実施状況を記録することになるが、一方で対照群では禁煙日記等の機能がなく、CureApp SC群と比較して対照群において禁煙日記等がどの程度記録されていたかは不明となった。すなわち、CureApp SCにおける禁煙日記機能が効果に大きく影響した可能性があり、対照群のアプリ（シャムアプリ）が妥当な設計になっていたかが懸念としてあがりうる。またアプリを用いた試験では非盲検で実施することが困難である。というのも対照アプリは治療に寄与する機能を備えていないことは、アプリを使用すればすぐにわかるからである。そのため対照群に割り付けられたことによって患者の意欲が低下し、対照群の効果が低く算出され、通常治療と同等の治療効果しかないにもかかわらずアプリにより治療効果があたかも得られたようにみえかねないといった点だ。

CureApp SCを筆頭に、スマートフォン等を利用し個々の患者の行動や思考のパターンに応じて情報を提供することで、従来と異なる習慣づけやアウトカムをもたらす医療機器の開発がすすんでいることから、これら医療機器の審査をスムーズにするため、厚生労働省では「行動変容を伴う医療機器プログラムに関する評価指標」を作成し通知を発出している（薬生機審発0609第１号令和４年６月９日）。シャムアプリの位置づけ、開発についても通知が発出されている。

4. 保険適用

CureApp SCの保険適用については、2020年11月11日の中央社会保険医療協議会（中医協）で議事としてあがり、特定保険医療材料ではなく新規技術料（C2［新機能・新技術］）区分として評価されている。CureApp社側は、機器そのものを特定保険医療材料として原価計算方式で6万3580円とし、加えて、医療機器の管理料として580点+184点での保険適用を申請していた。最終的には技術料として評価される形になり、準用技術としてC110在宅振戦等刺激装置治療指導管理料140点、及びC167疼痛等管理用送信器加算600点×４回（合計2400点）で、合計2540点で評価されることになった。

●企業希望内容

希望償還価格

販売名	償還価格	類似機能区分
CureApp SC ニコチン依存症治療アプリ 及び CO チェッカー	63580円	原価計算方式 補正加算８％

販準用希望技術料

C101　在宅自己注射指導管理料　導入初期加算　580点

B001-3-2　ニコチン依存症管理料１

ロ　２回目から４回目まで

(１)対面で行った場合　184点

ハ　５回目180点

●承認された内容

準用技術料

C110-2　在宅振戦等刺激装置治療指導管理料

注2　導入期加算140点

C167　疼痛等管理用送信加算　600点×4回分

臨床上の効果を検討した治験で、ニコチン依存症患者に対して実施されたことから、留意事項としてB001-3-2 に掲げるニコチン依存症管理料を算定する患者に、CureApp SCを加えて使用した場合に算定される形となった。またニコチン依存症管理に習熟した施設で行われるように、かつアプリの乱用を避けるためか、過去１年間のニコチン依存症管理料の平均継続回数が２回以上である保険医療機関で本品を使用した場合にのみ算定できることとなった。

CureApp SCは医者が患者に“処方”する形をとっており、医薬品に似たものとして議論されることがある。医薬品の場合は「物」に対して薬価がつき、その処方する「行為」に対して技術料が算定されている。医薬品では「行為」に対して薬価がつくことはないが、一方でCureApp SCをはじめとした医療機器の場合は、「物」として保険点数が付く場合もあれば、「行為」として保険点数が付く場合もある。CureApp SCの保険適用で注目すべき点は、準用もととなったC110-2は「行為」に対する保険点数であり、C167は「物」に対する保険点数である点である。

CureApp SCは“国内初めての治療用アプリ”ということでプログラムとして扱われがちだが、医療機器としてはハードウェア型のものとして扱われる。実際、患者は使い捨てのCOチェッカーを使用することになっており、C167の4回分である2400点はそことの対比のようにも見え、COチェッカー・禁煙日記等を含めて患者状態を把握し治療を行う「行為」の部分は140点分に反映されるとも読める。CureApp SCの2540点分の保険点数がどのように判断されているかは、今後の治療用アプリの保険適用事例によってある程度わかってくると予想される。

なお、これら準用した技術料については2022年度の診療報酬改定でプログラム医療機器等医学管理加算が新設され、治療用アプリを用いた禁煙治療を行った場合、治療用アプリに関する指導管理加算として140点、治療用アプリを使用したことによる禁煙治療補助システム加算として2400点を加算することになった。名称変更が主たるもので、加算の合計は2540点で準用技術料と同じ点数である。

5. 特許戦略

医薬品の場合、新規化合物そのものに付与される物質特許を取得し、化合物の製造・量産に関わる製法特許、治療する疾患・効果に関わる用途特許などによる特許戦略をとることになる。医療用アプリの場合は医師から処方されるという点で医薬品と類似するが、プログラムのため物質特許や製法特許などは使用できない。

CureApp社では特願2018-090440において、禁煙患者において患者が禁煙状況を正しく申告しないという課題に対して、患者の自己申告とCOチェッカー等の生体指標濃度測定器による客観的指標を用いて禁煙状況を把握し、それに応じて禁煙患者に適切な禁煙療法の介入を行うところに特許を取得している。侵害発見が容易であり、また治療用アプリにおける後発医療機器が開発されるようになったとしても、CureApp

SCと同じ開発を行うことを特許により阻む形となっている。

また、ニコチン依存症のような個別の疾患に限られない、複数の疾患に共通する課題にたいして解決を図る特許を取得し（一例として、特願2019-149666において生活習慣病全般に共通する課題である肥満患者が診療上十分な治療を受けることができていないという課題にたいして、在宅時において肥満患者から肥満に関連する事項の解釈を取得し、正答情報に基づいて患者の解釈に誤りがある場合にそれを正すところに特許を取得している）、治療用アプリを処方・制御するためのプラットフォームシステムの観点でも特許出願を行うなど（一例として、特願2020-71923において、処方済みの治療用アプリで使用期限が経過したものを制御するところで権利化を図っている）、後発で参入する他社による模倣を防ぎ、パイオニアとしての競争優位性を確保するための取り組みを進めている。

6. 非医療機器のスマートフォンアプリを用いた禁煙プログラムの提供

CureApp社は、治療用アプリ開発の治験を活かして、完全オンラインの禁煙モバイルヘルスプログラム「ascure（アスキュア）卒煙」サービスを、健康保険組合・自治体・企業などの法人向けに提供している。CureApp SCは医療機器、ascure卒煙は医療機器に該当しないが、類似の機能を使い分けてビジネスを行っている（表1）。医療機器と非医療機器における法規制の違いは国立研究開発法人日本医療研究開発機構（AMED）の医療機器開発ガイドライン事業でガイドブック『セルフケアを支える機器・ソフトウェア開発の基礎知識』が公開されている（図4）。

表 1—CureApp SC と ascure の比較

	CureApp SC	ascure卒煙
対象者	ニコチン依存症患者	喫煙者
対象者へのアプリ提供者	禁煙外来医師。 ニコチン依存症患者に対して処方コードを渡すことで、患者はアプリが使用可能になる。	
併用薬	医療用医薬品 医師から処方が必要 （例：バレニクリン［商品名：チャンピックス］）	一般用医薬品（OTC） 医師からの処方箋なく薬局で購入可能。 （例：ニコチンガム）
薬機法に基づく承認・認証	必要	不要
訴求力・広告規制	医学的表現が承認範囲で可能 医薬品等適正広告基準あり	医学的表現は景品表示法違反となり現金。誤認表示禁止。
ビジネスモデル	公的医療保険（健康保険法）	民間保険や健康経営を推進する自治体、企業を対象としたビジネスモデル。
エビデンス構築	治験、臨床研究により効果の確認が必要	不要。臨床研究によるエビデンスにより効果検証し、広告に使用できる場合がある

●図 4—AMED のガイドブック『セルフケアを支える機器・ソフトウェア開発の基礎知識』

「セルフケアを支える機器・ソフトウェア開発の基礎知識」の作成

- スマートフォン、ウェアラブル機器で動作するソフトウェアの開発において、**医療機器該当性について予見性をもった開発が実施**できるよう、**これまでに上市された事例を紹介**するガイドブックを作成。
- 医療機器に該当する場合に対応すべき規制（業許可・広告規制等）について紹介。

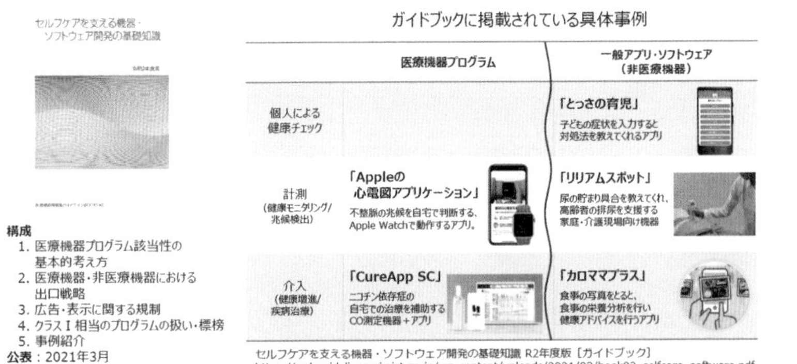

[参考文献]

1）Masaki K, Tateno H, Kameyama N, et al. Impact of a Novel Smartphone App (CureApp Smoking Cessation) on Nicotine Dependence: Prospective Single-Arm Interventional Pilot Study. JMIR Mhealth Uhealth. 2019 Feb 19;7(2):e12694. doi: 10.2196/12694.

2）Masaki K, Tateno H, Nomura A, et al. A randomized controlled trial of a smoking cessation smartphone application with a carbon monoxide checker. NPJ Digit Med. 2020 Mar 12;3:35. doi: 10.1038/s41746-020-0243-5.

3）次世代医療機器評価指標の公表について

https://www.mhlw.go.jp/hourei/doc/tsuchi/T220613I0010.pdf

4）特願2018-090440 (2018/5/9出願) 禁煙患者のためのプログラム、装置、システム及び方法

5）セルフケアを支える機器・ソフトウェア開発の基礎知識 令和２年度版

https://md-guidelines.pj.aist.go.jp/?p=125705

https://md-guidelines.pj.aist.go.jp/wp-content/uploads/2021/03/book02_selfcare_software.pdf

0203

内視鏡診断支援プログラム：EndoBRAINシリーズ

三澤将史（昭和大学横浜市北部病院）

1. はじめに

ディープラーニングの登場とその画像認識に対する性能が明らかになることで、人工知能（AI）の第3次ブームが到来した。とくに畳み込みニューラルネットワークに代表されるディープラーニングは、画像認識能が従来の機械学習手法より高く、ヒトの能力に匹敵し、さらには限られた条件下でヒトを超えることが明らかになっており、医療、とりわけ放射線科、眼科、皮膚科、病理などの画像診断領域において多くのAIによる診療支援ソフトウェアが報告されている[1)]。我々が専門とする消化器内視鏡領域においてもこの傾向は同様である。2018年以降、複数の内視鏡診療支援ソフトウェアが薬機法承認を取得し、市販されるに至っている。我々は第3次AIブームの到来する直前の2013年から超拡大内視鏡の診断支援ソフトウェアを名古屋大学森健策研究室と共同で開発を進めてきた。2018年には、AIによるプログラム医療機器としては本邦で初めてとなるEndoBRAIN（エンドブレイン）の薬機法承認を取得した。その後も我々が開発したEndoBRAIN-EYE（エンドブレインアイ）、EndoBRAIN-UC（エンドブレインユーシー）、EndoBRAIN-Plus（エンドブレインプラス）が薬機法承認されている（図1）。

現在、病変検出支援AIであるEndoBRAIN-EYE、超拡大内視鏡画像に対応したEndoBRAIN、EndoBRAIN-Plus、潰瘍性大腸炎の炎症活動性評価AIであるEndoBRAIN-UCが薬機法承認を受けて社会実装されている。

2. 大腸内視鏡になぜAIが必要なのか？

前がん病変であるポリープなどの腫瘍性病変や早期癌を内視鏡的に切除することによって、大腸癌死亡リスクを半分以上減らすことが報告されている[2)]。したがって、大腸内視鏡検査を実施する際には腫瘍性ポリ

●図 1—EndoBRAIN シリーズの概要

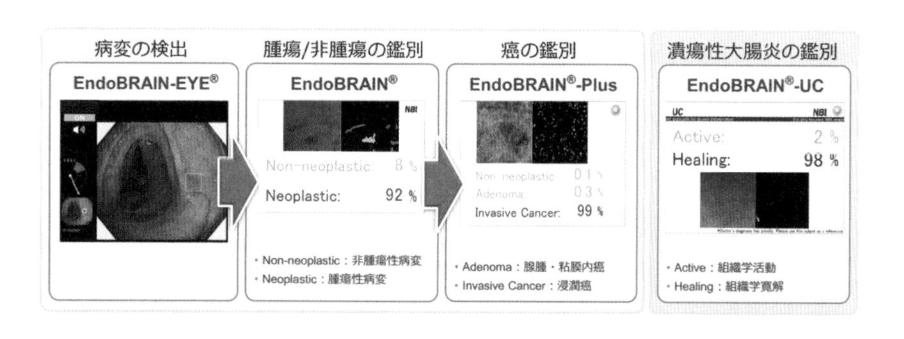

ープや早期癌を発見することが重要となる。しかしながら、一般の大腸内視鏡検査では、検査1回あたり約4分の1の腫瘍性病変が見逃され[3)]、また発見した病変が切除すべき腫瘍なのか、放置可能な非腫瘍なのかを鑑別する精度も十分なものではない[4)]。この内視鏡診療を打破するためには何が必要かを考えた時に、内視鏡医師の教育も大変重要であるが、我々はAIによる診断支援に着目した。すなわち、コンピューターによる画像解析により、内視鏡画像内に映っている病変を見逃さず、そして発見した病変が腫瘍か非腫瘍かを鑑別する、というのがこの研究の発端であった。

3. 病変検出支援AI：EndoBRAIN-EYEについて

3.1　概要・機能・臨床上の位置付け

EndoBRAIN-EYEは、大量の内視鏡動画像（教師データ）を機械学習することによって構築された推論モデルに基づき、内視鏡画面上に大腸病変（ポリープなど）が存在する可能性を表示するコンピューター検出支援（Computer-aided detection：CADe）プログラム（ソフトウェア）であり、一般社団法人人工知能学会設立趣意書に記載された人工知能の概念に基づくものである。

医師は通常通りの内視鏡検査としてポリープの有無を判断しながら検査を行うが、その際本プログラムはポリープなどの病変を検知した場合、画面上でポリープ部分を四角形で囲い表示するとともに音を発することで、医師に注意喚起及び診断補助を行う（図2）。したがって、本プログラムの位置付けはあくまで「医師の補助」であり、大腸病変（ポリープなど）のスクリーニングや確定診断を行うことを目的としたものではない。なお、本プログラムは薬機法に基づくクラスII医療機器（管理医療機器）として承認されている。

大腸病変を検出すると、音、内視鏡画像の4隅を黄色で着色、ポリープ領域を矩形で囲む、ことによって内視鏡医に病変の検出を促すことができる。

3.2 プログラムの概要

EndoBRAIN-EYEでは、内視鏡画像をキャプチャデバイスによりコンピューターに取り込み、自動的に解析を開始し、解析結果を内視鏡システム上に表示する。機械学習手法としてはディープラーニングの一種であるYolo V3を採用した。Yolo V3は汎用されている物体検出のアルゴリズムであり、一般的には検出した物体が何であるかに加えて、矩形で物体の位置を表示することができる。本品は、大腸ポリープなどの病変を検出した場合のみ、着色した矩形で病変の位置を示すとともに音を発

●図 2—EndoBRAIN-EYE の出力画像

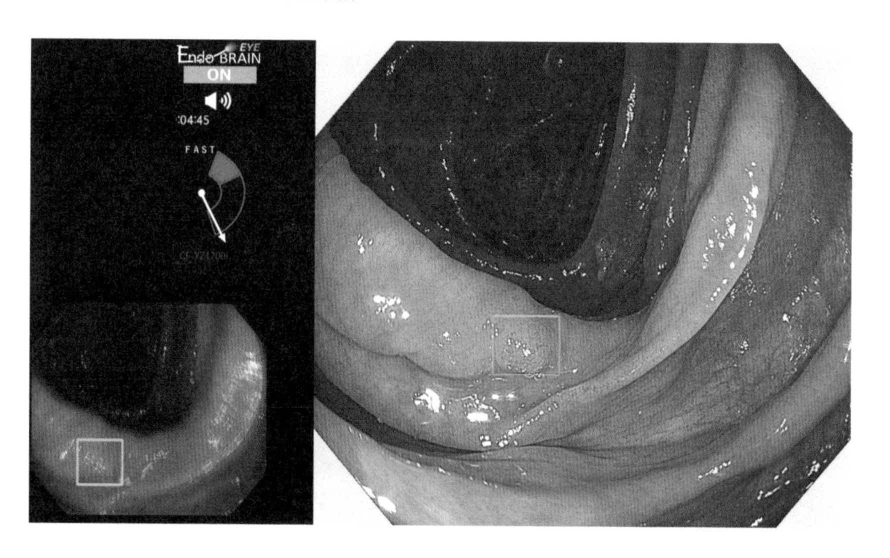

し、医師の診断を支援する仕様となっている。

3.3 承認申請のためのデータ

EndoBRAIN-EYEの薬機法承認申請にあたっては、あらかじめ撮影された大腸内視鏡動画を使用した後ろ向きの性能評価試験を実施した。感度を主要評価項目として、大腸ポリープなどの病変に対する感度が90%を超えるか否かを評価した。大腸内視鏡検査において病変の見落としを減らすことが本品の目標であり、そのため、画像内にあるポリープを正しく検出できることを評価する必要があるからである。目標値として感度を90%と設定したのは、Hillらの報告を根拠とした[5)]。Hillらは、あらかじめ撮影された試験用の大腸内視鏡動画を、内視鏡の経験を有する医師と初心者の医師に読影させる比較試験を実施した。その結果、初学者の医師の正解率は最大でも80%程度であった。したがってEndoBRAIN-EYEの感度90%が達成されれば、ビギナー医師に対して正解率の十分な上乗せがあり、病変の見落としが防げ、臨床においても妥当な数値と判断したためである。

試験は、昭和大学横浜市北部病院消化器センターであらかじめ撮影された内視鏡動画の中からランダムに選択した300個の病変を含む動画を対象に実施した。ポリープが描出されている動画に加え、偽陽性なども検出できるか検証するため、ポリープが移っていない動画も対象にし、これらの動画をオフラインでEndoBRAIN-EYEが解析することによって評価した。

なお、EndoBRAIN-EYEがポリープなどの病変を正しく検出したとする定義は、各病変が描出されているフレーム数を合計し、その半数以上を本品が検出した場合に、その病変が正しく検出されたと定義した。病変は、おおむねその半分以上が映っていれば映っていると定義したため、病変の一部しか移っていないフレームもあるが、本品が出力する病変の位置を示す矩形も、病変の真の位置と一定程度一致していなければ検出できたとみなさなかった。すなわち、ポリープ以外の部分に矩形が表示されていたり、3秒描出されているのに1秒しか検出できなかった場合には、本品は正しく検出できなかったとみなした。また病変数や動画数も十分数を用意することで網羅性を担保した。具体的には病変が描出されている動画は合計約12万フレーム、病変が映っていない動画は約120万フレーム用意した。のべ12時間に及ぶ動画である。このように試験デザインは、特定の病変に偏ったり、本品に有利とみなされたりしないようなものを開発者サイドが考案する必要がある。

EndoBRAIN-EYEはその後のアップデートを複数回実施しており、最新の試験成績を**表1**に提示する。

表1―EndoBRAIN-EYEの性能評価試験結果（2022年versionにおける）

	精度
感度	96.0%
特異度	98.1%
陽性的中率	84.3%
陰性的中率	98.8%
偽陽性率	1.9%

3.4 IDATEN制度について

AIを使用したプログラム医療機器は、EndoBRAIN-EYEのように精度向上を目的とした追加の機械学習によるアップデートを行う場合がある。しかし、AIアーキテクチャの変更を伴わない、わずかな機械学習であっても、一部変更承認申請が必要であったため、社会実装までは4〜6か月程度かかっていた。これに対し、2020年にIDATEN制度（Improvement Design within Approval for Timely Evaluation and Notice）

が導入された（令和2年薬生機審発 0831 第14号）。この制度は医療機器の特性に応じ将来改良が見込まれる機器について、その改良計画（変更計画）自体を承認するものである。AIを利用したプログラム医療機器で、承認後の追加の機械学習による精度向上が継続的に行われるものであれば、本制度は有用であると考えられる。IDATEN制度の適用を受けるには、PMDAにIDATEN該当性相談を申し込み、製造販売業者自らが用意した改良・変更計画について審査を受ける必要がある。一旦IDATENが認められた医療機器は、あらかじめ承認されている変更計画に従っているのであれば一部変更承認申請が不要となり、おおよそ1か月で変更の社会実装が可能となる。なお、EndoBRAIN-EYEについては、2022年5月にIDATEN制度の適用を受け、アップデートを実施している。

4. 病変質的診断支援AI：EndoBRAINについて

4.1　概要・機能・臨床上の位置付け

EndoBRAINは、オリンパス社の超拡大内視鏡（CF-H290ECI）に対応したコンピューター支援診断（computer-aided diagnosis：CADx）プログラムである。内視鏡医が病変の超拡大内視鏡画像を取得すると、瞬時に病理診断予測（腫瘍性または非腫瘍性）を出力することができる**（図3）**。EndoBRAIN-EYEと同様に、本プログラムの位置付けはあくまで「医師の補助」であり、本装置のみで大腸病変（ポリープなど）のスクリーニングや確定診断、治療方針の決定を行うことは目的としていない。なお、本プログラムはクラスIII医療機器（高度管理医療機器）として承認されている。

4.2 プログラムの概要

EndoBRAINは、①不適切画像の判定、②抽出結果画像表示、③病理診断予測のフローで構成されている。①は撮影された画像が、超拡大内視鏡画像かどうかを判定する機能であり、解析対象である超拡大内視鏡画像でなければ結果は表示されない。②は超拡大内視鏡画像を画像処理し、細胞核や血管を強調した画像を表示できる機能で、医師の診断補助として活用できるものである。③は機械学習の1つであるサポートベクターマシン（Support Vector Machine：SVM）を用いて、あらかじめ機械学習済みのSVMに画像処理後の特徴量を投入することで腫瘍（Neoplastic）と非腫瘍（Non-neoplastic）の可能性を算出し、その結果をパーセント表示する機能である。SVMは一般的な教師あり学習のアルゴリズムであるが、本品の場合、学習用の各画像の特徴量を算出し、正解ラベル（腫瘍または非腫瘍）と紐付けて学習を行った。

●図3—EndoBRAINの出力画像

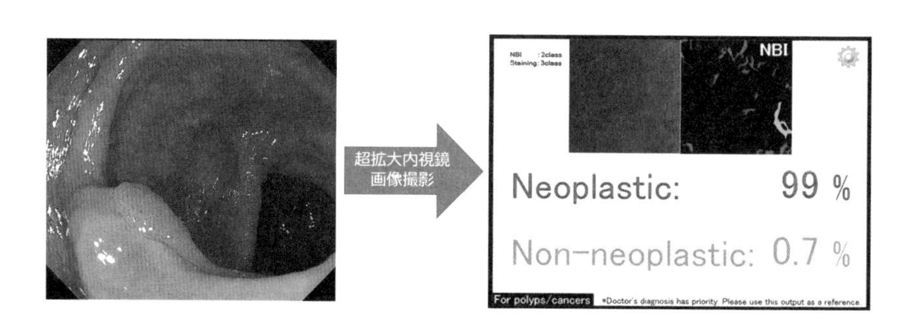

大腸病変の超拡大内視鏡画像を撮影すると瞬時に、その病変が腫瘍（Neoplastic）か、非腫瘍（Non-neoplastic）かを出力することができる。

4.3 承認申請のためのデータ

EndoBRAINの性能評価試験は、5つの医療施設（昭和大学横浜市北部病院、国立がん研究センター中央病院、国立がん研究センター東病院、東京医科歯科大学医学部附属病院、静岡県立静岡がんセンター）が参加し、あらかじめ撮影された100病変（腫瘍65病変、非腫瘍35病変）を対象として、読影形式による精度比較をEndoBRAINと非専門医の間で行った。具体的には**図4**に示すように、2回に分けて試験を実施した。主要評価項目は、大腸病変の腫瘍／非腫瘍の鑑別における、超拡大画像を用いた場合の正診率と感度、超拡大NBI画像を用いた場合の正診率と感度である。EndoBRAINは超拡大染色画像（細胞核が評価できる）、超拡大NBI画像（微細血管が評価できる）の2種類の画像に対応している。このため、1回目と2回目の試験で各病変の超拡大染色画像と超拡大NBI画像を入れ替えて出題した。出題順は評価者ごとにランダムにシャッフ

●図4―EndoBRAINの性能評価試験の概要

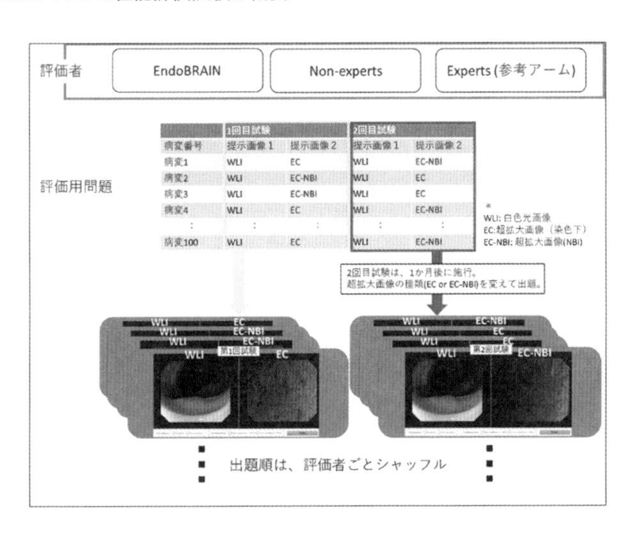

EndoBRAIN性能評価試験では、100病変の画像を用いた読影比較試験を実施した。

ルされた状態で実施された。なお、医師は超拡大内視鏡画像に加えて通常白色光画像も併せて提示されるが、EndoBRAIN は超拡大内視鏡画像のみで診断予測を行っている。すなわち医師のほうが試験問題から得られる情報量は多く、EndoBRAINが有利とならないセッティングになっている。

主要評価項目は、腫瘍／非腫瘍の鑑別における感度・正診率において、EndoBRAINが非専門医より有意に優れていることを示す結果となった。5施設から合計30名の医師にご協力いただき、2017年10月から約半年かけ試験が実施された。その結果EndoBRAINが非専門医より有意に優れていることを示すことができ、主要評価項目を達成することができた（表2）。この性能評価試験の結果をまとめ、2018年6月に薬機法承認を申請し、数回の照会事項対応ののち2018年12月6日にクラスIII医療機器（高度管理医療機器）として承認（承認番号：23000BZX00372000）を取得している。

表2　EndoBRAIN 性能評価試験結果の結果

	EndoBRAIN	非専門医	専門医
感度	96.9%	70.8%	92.8%
特異度	94.3%	65.7%	94.3%
正診率	96.0%	69.0%	93.3%

5. 広告に関して

EndoBRAINシリーズはいずれも医療機器として薬機法承認を取得している。したがって、薬機法および薬機法に基づく医薬品等適正広告基準を遵守したうえで広告展開されている。実際には、webサイトや学会場での商業展示、販売業者のスポンサードセミナーの中で広告が表示されている。

6. 保険適用について

EndoBRAINシリーズは、保険適用の区分としてはいずれもA1（包括）に区分されている。つまり、EndoBRAINシリーズの費用は、診療報酬点数表に掲げられた大腸内視鏡検査の技術料に包括されたものとなっており、EndoBRAINの使用に関する費用は別に保険請求することができない。実は薬機法承認後に実臨床での臨床評価を通して、EndoBRAINシリーズの有用性をエビデンスとしてC2（新機能・新技術）区分で申請することも検討したが、プログラム医療機器は競合他社との競争も激しいため、迅速な上市を優先しA1区分としたという経緯がある。しかしながら、この現状はEndoBRAINシリーズの普及に大きな妨げとなっている。そこで現在、新たに設定されたチャレンジ申請という枠組みを活用することで、C2区分に該当しうるかどうか、再度評価してもらうことを検討している。チャレンジ申請は、薬機法承認取得時には評価できなかった部分について、使用実績を踏まえて保険収載後に新規機能区分の該当性について再度評価を行うことができる仕組みのことである。

7. おわりに

大腸内視鏡診断支援プログラム医療機器であるEndoBRAINシリーズの概略、薬機法承認取得のプロセス、保険適用などについて概説した。プログラム医療機器は比較的新たな医療機器のカテゴリーである。医療機器として承認にたる精度基準や診療報酬加算の該当性が徐々に示されつつあるものの、製造販売業者は臨機応変に対応していかなければならず負担が大きい。本稿がその一助となれば幸いである。

謝辞：本稿の作成にあたりご協力いただいたサイバネットシステム株式会社に厚く御礼申し上げます。

[参考文献]

1）Topol EJ. High-performance medicine: the convergence of human and artificial intelligence. Nat Med. 2019;25(1):44-56.

2）Zauber AG, Winawer SJ, O'Brien MJ, Lansdorp-Vogelaar I, van Ballegooijen M, Hankey BF, et al. Colonoscopic polypectomy and long-term prevention of colorectal-cancer deaths. N Engl J Med. 2012;366(8):687-96.

3）van Rijn JC, Reitsma JB, Stoker J, Bossuyt PM, van Deventer SJ, Dekker E. Polyp miss rate determined by tandem colonoscopy: a systematic review. The American journal of gastroenterology. 2006;101(2):343-50.

4）Ladabaum U, Fioritto A, Mitani A, Desai M, Kim JP, Rex DK, et al. Real-time optical biopsy of colon polyps with narrow band imaging in community practice does not yet meet key thresholds for clinical decisions. Gastroenterology. 2013;144(1):81-91.

5）Hill A, Horswill MS, Plooy AM, Watson MO, Rowlands LN, Wallis GM, et al. Assessment of colorectal polyp recognition skill: development and validation of an objective test. Surgical endoscopy. 2017;31(6):2426-36.

0204

画像診断AI：EIRL

島原佑基（エルピクセル株式会社）

1. はじめに

2010年代以降のAI技術の急速な発展は、広く人類の文化・福祉への貢献へと道を切り拓いている。医療分野においてもAI技術は大きな関心を呼び、この10年で医療分野向けAIの研究開発が進んできた。特に、2020年以降は多くのAIがプログラム医療機器として承認を取得し、AIが単なる一時的流行ではなく、実臨床で使われる状況となった。とはいえ、AIを実際に臨床で活用している例はかなり限られていることを考えると、まだブームの域を抜け切っておらず、開発者としてはキャズムを越えるための戦略・戦術に頭を悩ませている状況である。私たち含め医療AIにかかわるプレーヤーは、現在のAI技術への注目が一時的なブームで終わるのではなく、臨床・研究の場におけるメインストリームとして位置づけられる未来のために日々努力を重ねている。医療AIが今後大きく展開していくために、将来的に業界の歴史を振り返った時にこの数年こそが大きな転換点ととらえられる躍動の年になるのではないかと期待している。本稿では、医療画像診断AIのマクロな視点から、エルピクセルが開発する画像診断AIまで紹介する。

2. 深層学習モデルの第一線

医用画像解析を含むコンピュータビジョンにおける深層学習モデルは、畳み込みニューラルネットワーク（convolu-tional neural network：CNN）と敵対的生成ネットワーク（generative adver-sarial network：GAN) とTransformerに大別される。

CNNは人間の視覚野のように、二次元または三次元データの中の局所的情報を抽象化することで、位置不変性を実現した深層学習モデルである。しかし、各画像パッチに同じ重みを用いることで実現した「局所的接続性」は、大局的コンテクストの喪失につながってしまう。その結果CNNは形状ではなく、（ピクセル数の多い）テクスチャに依存する傾向がある。また、CNNは動画像認識に強く、例えば、疾患のセグメンテーション[1)]・検出・分類および余命予測などにおいて、現在の主流となっている。

GANは2つのCNNs（画像生成を担当する生成器と、その生成画像が本物か偽物か判別する識別器）を組み合わせたモデルである。同じ目的関数に対して、それぞれのネットワークが同時に最小化・最大化を行うミニマックス法を用いるため、GANは最適化の難易度が高いものの、リアルな動画像生成に向いている。GANは、例えば、画像のノイズ除去[2)]、学習に用いるデータの増幅（MRI→CT/正常画像→疾患画像など）、疾患のセグメンテーションなどによく用いられている。

2020年から最先端のCNNモデルに匹敵する性能を発揮しているTransformerは、誘導バイアスを排除した自己注意機構（Self-

Attention Mechanism）を用いている。CNNの欠点であった「大局的コンテクスト」を効果的にとらえた深層学習モデルである。CNNに比べ柔軟性が高いため、コンピュータビジョンだけでなく、自然言語処理においても成功を収めている。応用先はCNN同様であり、疾患や臓器のセグメンテーション[3)]などにおいて徐々に採用されつつある。ただし、計算コストが高く、データ効率が悪いという大きな弱点があるため、製品開発レベルでの普及に向けてさらなる研究が期待されている。

3. 画像診断AI「EIRL（エイル）」

ここではエルピクセルにおける画像診断AIの現状を述べる。EIRL(エイル)は、当社が開発する次世代医療診断支援技術の総称である。EIRLは、画像をはじめとする医療診断に必要なあらゆる情報を解析し、より速く、効率的で正確な診断ができる環境の提供を目指すものであり、“医療AIと共に、「安心」と「革新」を”というビジョンのもと、これからの医療を支える存在になることを願っている。現在のEIRLの開発対象としては脳MRI画像および胸部X線、肺CT、救急、大腸がん、内視鏡をターゲットとしたものなどがある。現在6つのプログラム医療機器の承認、あるいは認証を取得し、10以上の疾患や特徴を対象とした計測、および検出機能を提供している。現在、全国で350施設以上の導入実績があり、利用施設は毎月増加している。本稿ではEIRLシリーズの製品について紹介する。

3.1　システム構成例

本品は画像診断ワークステーションで使用されるプログラムで、画像診断装置から提供された画像情報をコンピュータ処理し、加工された画像情報を提供するものである (図1)。本品は汎用IT機器などにインストールして使用し、ダウンロードで提供される。MRIなどで撮影された画像情報を保管しているPACS（医療用画像処理システム）等サーバから画像データを受信し、画像情報から病変の候補点を検出したり、計測を行い、処理結果をPACS等サーバに戻す。画像などの情報通信規格はダイコム（DICOM）規格に準拠している。

3.2 EIRL製品例

■胸部

（1）EIRL Chest Nodule（薬事承認取得済）

胸部X線画像から結節影を検出して病変領域（5mm〜30mm）の矩形を表示する。18名の医師を対象に読影試験を実施した結果、本品を併用した場合、もともとの高い特異度を維持したまま、医師単独での読影

●図1—EIRLのシステム構成概略図

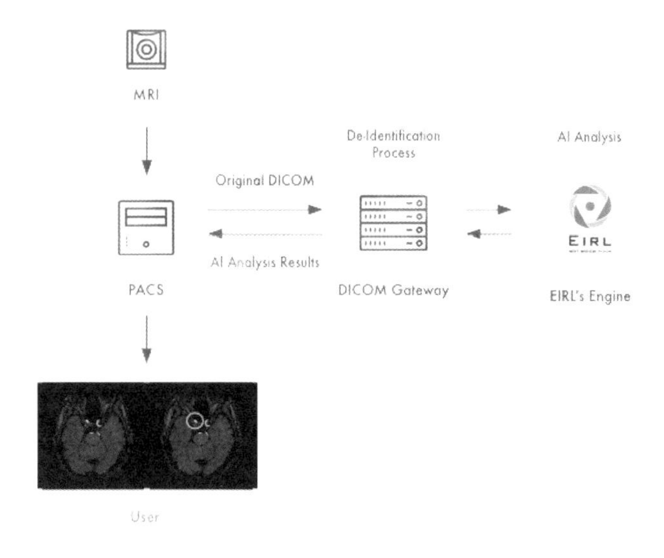

感度45.4%が57.0%に向上することが確認され医療機器として2021年に製造販売承認を取得した（放射線科医：47.1%から57.1%へ、非専門医：43.8%から 56.9%へ向上）。

販売名：医用画像解析ソフトウェアEIRL X-Ray Lung nodule

承認番号：30200BZX00269000

（2）EIRL Chest Screening（薬事承認、第三者認証取得済）

胸部X線画像から、肺結節影を検出する“EIRL Chest Nodule”に加え、浸潤影、無気肺、間質性陰影の候補域を検出する製品である。胸腔内の空気含有面積・肋骨横隔膜角・心胸郭比・縦隔幅・大動脈弓径を自動計測し、胸部X線画像の読影診断の包括的支援を目指している。

※Chest Screeningは製品の総称

販売名：医用画像解析ソフトウェア EIRL Chest XR

承認番号：30400BZX00285000

販売名：医用画像解析ソフトウェア EIRL Chest Metry

認証番号：302AGBZX00101000

（3）EIRL Chest CT（第三者認証取得済）

胸部CT画像の肺野領域において、観察対象に指定した領域（関心領域）を抽出し、体積と最大径を測定する製品である。計測した最大径が閾値以上となった場合には、画像上に色付けして表示。この抽出・計測・表示機能は、医師が胸部CT画像を対象に読影診断を行う際に併用することで、肺野周辺組織とCT値が異なる肺結節等の視認性向上に寄与することが期待される。

販売名：医用画像解析ソフトウェア EIRL Chest CT

認証番号：304AGBZX00037Z00

■頭部

(4) EIRL Brain Aneurysm(薬事承認取得済)

脳MRA画像から2mm以上の嚢状動脈瘤候補点を検出しマークを表示することで、医師の読影を支援。医師単独で読影した場合と比べ、本製品を併用し読影することで約10%の感度向上が認められ、2021年には、偽陽性数を削減するなど検出精度を向上させた新モデルをリリースしている。

販売名:医用画像解析ソフトウェアEIRL aneurysm

承認番号:30100BZX00142000

(5) EIRL Brain Metry(第三者認証取得済)

脳MRI画像から白質高信号領域・Evansindex・Callosal angleを自動計測することで、白質等の評価における医師によるばらつきをなくすことを目指している。

販売名:医用画像解析ソフトウェア EIRL basic

認証番号:230AGBZX00107000

(6) EIRL Brain Segmentation(第三者認証取得済)

頭部CT画像から頭蓋内の高吸収領域、低吸収領域及び組織構造もしくは組織境界の不明瞭化が見られる領域を自動で抽出し、医師の手元のビューワー等に抽出した領域を出力することが可能な製品である。

※頭部CT画像の高吸収・低吸収領域は一般的に脳卒中の診断に用いられる

販売名:医用画像解析ソフトウェア EIRL Brain Segmentation

認証番号:303AGBZX00043Z00

■腹部

(7) EIRL COLON Polyp（薬事承認取得済）

大腸内視鏡の画像情報（動画）から、隆起型及び表面型（表面隆起型）の大腸ポリープ候補[注1]を検出し矩形で表示することにより、大腸ポリープ候補の検出を支援する。

通常光内視鏡画像において、病変単位の感度98.1%、フレームベースの特異度95.0%[注2]を示しており、大腸がんに移行する可能性が高い大腸ポリープの検出・診断補助に寄与することが期待される。

（注1）隆起型及び表面型（表面隆起型）

（注2）大腸内視鏡検査動画から抽出した陽性動画 159、陰性動画 136 を用いた後ろ向き性能評価試験を実施した結果

販売名：医用画像解析ソフトウェア EIRL Colon Polyp

承認番号：30400BZX00259000

4. 画像診断AIの行方

2030年になってもなお、画像診断AIは医療AIの成果を象徴する対象となっていると予想される。とりわけ、「脳」「肺」「骨」は画像の特徴量として正常を表す定形がとらえやすいため、画像診断AIは診断においても大きな役割を果たしていることであろう。実際に、画像診断AIのテーマとして多いのは脳MRI/CT、肺X線/CT、X線/CTによる骨折検出、などであり、この分野は引き続き重点的に研究開発が進み、競争が激化するだろう。今後は限られた時間と情報の下でのファーストスクリーニングや、トリアージとしても活用される可能性が高い。その一方、腹部の臓器のように異常を示す非定形を特徴量としてとらえることが難しい分野は、その域までは達せず、その差が明確に表れるのではないだろうか。

用途としては「検診・スクリーニング」「救急」の分野における活用が当たり前になるほどに進んでいるだろう。なぜなら、そのような分野では大量の画像を専門性が高い医師が時間をかけて診断するといった理想的状況からは遠く、その結果として生じる診断の質を均てん化することの可能なAI技術が、有効性を発揮しやすいからである。現在、当社のみならず、韓国のLunit社、VUNO社、米国のEnlitic社、イスラエルのZebra Medical Vision社などのようなベンチャー企業も、検診で活用可能なAIの開発に注力している。また、イスラエルのViz.ai社、Aidoc社、MaxQ社が救急の領域におけるAI の開発に注力していることからも、各国のスタートアップ企業も「検診・スクリーニング」と「救急」に注目していることがわかる。

5. これからの医療AI

高い研究開発能力があったとしても、医療AIが普及するとはかぎらない。例えば、良い薬や治療法があっても、高額すぎて使えないということは珍しくない。また、海外では利用できる医療サービスが、日本では利用できないこともある。日本では「自動診断」はタブーとされているが、医療アクセスの悪いアフリカでは、英国のBabylon Health 社が開発するスマホアプリで実質的な自動診断がなされている。医療AIは、医療リソースの偏在を解消し、均てん化を促進するツールとしても期待されている。これまでは安全性と有効性さえ評価すればよかった医療機器承認プロセスであるが、これからは少子高齢化、医師の働き方改革、AI競争力などのさまざまな産業政策的観点による社会の位置づけを考慮した評価、およびインセンティブの付与が必要だろう。

例えば、環境問題関係の技術開発に目を向ければ、政府は「2050年カーボンニュートラル」というビジョンを掲げ、2030年半ば以降は「電気自動車、もしくは電動のアシストが入るガソリンおよびディーゼルエンジンとのハイブリッド車、水素などを使って発電する自動車」のみ新車としての販売を許し、それらの自動車の購入に補助金を出すというインセンティブを付与している。

一方、同じく政府の掲げる「骨太方針2021/2022」においては、プログラム医療機器についても多くの言及がある。しかし、詳細なビジョンは掲げられておらず、インセンティブを付与している例もほとんどない。そのため、医療AIをビジネスとして成功させるためには、単に営業活動をするだけでなく、私たちが「社会」を開発していく必要性がある。例えば、2030年までには「医師A＋医師B」のダブルチェックから「医師＋AI」のダブルチェックに移行して問題ないことを示すエビデンスを揃え、AIを活用する医療機関に保険政策などの面からインセンティブを付与することも必要ではないかと考える。そのためには、AIを活用することにより、最小のリソースで最高精度の診断・治療の選択候補を提示することができる有効性・安全性を示すことが不可欠である。

近い将来、ファーストスクリーニングが許される国が世界的に珍しくなくなり、日本でも特定の領域でAI活用が当たり前になる状況が生まれるだろう。これは当然、AIが医療従事者の仕事を奪うということには当たらない。むしろ、少子高齢化かつ高寿命化で今後増加が止まらない医療リソースのニーズに対して、効率的かつ高精度に応えていくために、必然的にAIを活用すべきだという議論の中で、医療AIは位置づけが定まっていくものであると考えている。

現在のところ、このような議論の総量がまだまだ世界的に足りてはいない。今後、実際に臨床現場でAI活用が試行されながら議論が成熟し、社会の仕組みを整えていく“社会開発”が必要となり、2030年には医療

AIの立場が確立していくだろうと思う。今この文章を執筆していることも、数ある社会開発の一環であると言えるかもしれない。

[参考文献]

1）Iqbal, S. et al. : Brain tumor segmentation in multi-spectral MRI using convolutional neural networks (CNN) . Microsc. Res. Tech., 81 (4) : 419-427, 2018.

2）You, C. et al. : CT super-resolution GAN constrained by the identical, residual, and cycle learning ensemble（GAN-CIRCLE）. IEEE Trans. Med. Imaging, 39 (1) : 188-203, 2019.

3）Valanarasu, J. M. J., et al. : Medical Trans-former: Gated Axial-Attention for Medical Image Segmentation. arXiv:2102, 10662, 2021.

0205

プログラム医療機器による睡眠医療の可能性：サスメド

上野太郎（サスメド株式会社／小石川東京病院）

抄録

医師の働き方改革をはじめ、医療の効率化が課題となる中、解決策として医療分野におけるデジタル技術の活用が求められている。コロナ禍で世界に比べ日本におけるデジタル化の遅れが露見し、デジタル庁の設立やIT人材の育成強化の対策が進められている。睡眠医療においては、不眠症に対する治療法として非薬物療法である認知行動療法が推奨される一方で、医療現場におけるリソース不足から実臨床での普及が課題となっている。近年、薬機法が規定するプログラム医療機器としてモバイル端末を用いた治療用アプリが開発され、疾患治療のために医療現場での普及が進んでいる。英国政府ガイドラインでは不眠症治療において、睡眠薬ではなく治療用アプリを推奨しており、エビデンス・プラクティス・ギャップを埋めるための治療手段として活用されている。本稿では睡眠医療におけるデジタル技術の活用と課題を概観し、プログラム医療機器を用いた睡眠医療への貢献について論じる。

1. はじめに

日本におけるスマートフォンの保有率は2010年には10%弱だったが、2020年には90%に迫っている[1)]。モバイル端末の普及は、睡眠・覚醒相後退障害のほか、WHOの規定する国際疾病分類ICD-11で新たに疾患定義されたゲーム障害などの問題を顕在化させた一方で、医療分野への応用も進められている。COVID-19（新型コロナウイルス感染症）のパンデミックでは、院内感染の懸念による受診抑制が見られたため、患者の加療をサポートするものとして、情報技術を活用した遠隔診療が用いられた。医療を含む様々な産業界において、デジタルトランスフォーメーション（DX）が求められ、情報技術の活用による生産性向上が期待されている。モバイル端末やウェアラブルデバイスをはじめとした情報技術の活用により、急性疾患・慢性疾患の患者状態を地理的・時間的制限を設けることなくモニターし、介入することが可能になると期待される。一方で、国際経営開発研究所の公表するデジタル競争力ランキングでは、日本は64か国中28位であり、デジタル化の遅れが指摘されている。

2. 医療分野における情報技術

情報技術の活用によって、医療機関外において患者情報の取得・分析が可能となっている。患者は医療機関への受診によらず、自宅などで連続的に医療データをスマートフォンやウェアラブルデバイスを通じてクラウドサーバにアップロードし、医療者はそこから収集されたデータを管理画面を通じて確認することが可能となる。スマートフォンの各種センサーのほか、ウェアラブルデバイスを活用したセンシング技術が用いられる上、摂取可能なセンサーを内蔵した薬物が開発され、精神科領域における服薬管理などに用いられている[2]。心電図を取得可能とするデバイスも開発され、FDA（米国食品医薬品局）による認証を得たため、自宅における不整脈の同定に用いられている。センサーを用いた受動的センシングのほか、スマートフォンを用いた能動的センシングとして医療機関受診時の想起バイアスを排除するためのecological momentary assessment（EMA）による手法や[3]、6分間歩行や認知機能評価といった情報もモバイル端末を介して収集されている[4]。収集されたセンサーデータは生データのままでは医療者や患者にとって解釈不能であるため、データ分析によってデジタルバイオマーカーと呼ばれる臨床的に意義のあるデータへと変換することが必要となる[5]。

これら情報技術を活用した医療情報を収集することにより、実臨床での患者モニタリングのほか、臨床試験を在宅で実施するバーチャル臨床試験の取り組みも始まっている。スマートフォンを用いたエンドポイントの評価と医薬品の配送により、被験者は医療機関を訪問することなく臨床試験に参加することが可能となり、地理的・時間的ハードルが低減される。

近年、情報技術を用いて患者の医療情報を収集するだけでなく、患者の治療介入まで行うプログラム医療機器 / Digital Therapeutics（DTx）と呼ばれる取り組みが始まっている。欧米を中心に単体でもしくは医薬品との組み合わせで疾患の治療を行うプログラム医療機器の開発が進められ、EMA（欧州医薬品庁）やFDAによる承認を得たプロダクトが臨床現場で使われ始めている。対象疾患としては、糖尿病や高血圧などの生活習慣病のほか、不眠症、薬物依存、発達障害などであり、これらの疾患治療を目的としたプログラム医療機器が開発されている。さらに、情報技術を用いることにより診断を行う取り組みもなされており、パーキンソン病や自閉症、うつ病などの診断が試みられている。

情報技術の医療分野への応用は、腫瘍領域においても活用され、その効果が示されている。肺がん患者において経過観察アプリを用いて患者報告アウトカム（electronic Patient Reported Outcome：ePRO）をモニターすることにより、再発を早期に検出可能となり、生存期間の延長とQOL改善効果が認められている[6)]。プログラム医療機器は治療介入を行うとともに、日々の医療情報が医療機関に依存することなく生成されることから、リアルワールドデータを活用した医学研究への貢献も期待される。

3. 睡眠医療における情報技術

睡眠医療における診断のゴールドスタンダードは睡眠ポリグラフ検査（PSG）である。医療機関に入院して睡眠ポリグラフ検査を実施することにより、睡眠関連呼吸障害や中枢性過眠症、睡眠時随伴症などの様々な睡眠障害を診断することが可能である。

一方で、睡眠ポリグラフ検査は医療機関への入院が必要となるため、通常と異なる環境下における検査であることや、長期間におけるモニタリングが困難であること、習熟した臨床検査技師の存在が不可欠であることなどが制約条件として挙げられる。これら制約を乗り越えるためにこれまでに加速度センサーであるアクチグラフを用いた睡眠覚醒サイクルの評価が行われてきた。その他にもベッドセンサーやワイヤレスの脳波計、スマートウォッチやスマートフォンなどが睡眠状態のセンシング技術として開発されている。

収集された睡眠ポリグラフ検査やウェアラブルのデータは、様々な機械学習アルゴリズムを用いたモデル構築によって自動判定が試みられている[7)]。

スマートフォンのセンサーを用いた睡眠障害の鑑別診断の取り組みも行われており、レム睡眠行動障害とパーキンソン病、健常者の鑑別がなされている。スマートフォンを用いて音声、バランス、歩行、タッピング、反応速度、安静時振戦、姿勢時振戦のデータを取得し、ランダムフォレストによる機械学習モデルの作成により、感度84.6〜96.0%、特異度86.9〜98.5%の診断精度が報告されている[8)]。スマートフォンの情報技術を用いた疾患患者に対する治療介入としては、不眠症患者に対するソフトウェア医療機器の開発が進められている。

不眠障害の有病率は10%、不眠症状を有する割合は25%と対象患者は多いにもかかわらず、治療を受けている患者の割合は37%にとどまることが指摘されている[9)]。治療介入が不十分となっている理由の一つと

●図1—プログラム医療機器を用いた不眠障害に対する認知行動療法

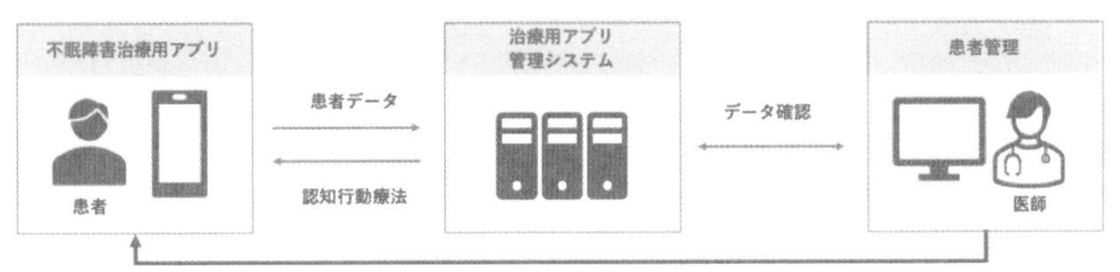

認知行動療法を睡眠薬と比較すると

- 副作用が少ない
- 患者の治療に対する不安を解消
- 医薬品との併用も容易

アプリでの認知行動療法の提供

- 医療機関の負担を軽減
- 日常的な認知や行動への働きかけ
- データによるアドヒアランス等の向上

して、不眠障害診断後の治療方針として睡眠薬が処方されがちであることが挙げられている。近年、本邦における多施設共同コホート研究でも、不眠障害における睡眠薬投与により死亡率が有意に上昇することが報告されている[10)]。死亡率の上昇は、認知行動療法がガイドライン上、第一選択として推奨されている米国および欧州でも同様の状況となっており、認知行動療法を実施する医療従事者のリソース不足が課題となっている。そこで疾患の治療介入に情報技術を用いて行うプログラム医療機器の開発により、医療現場のリソース不足による障壁を乗り越え、非薬物療法による治療を提供する取り組みが進んでいる。

精神療法を情報技術を用いて提供する取り組みは1990年代から行われ、認知行動療法についても対面での実施をサポートするものから、人の介在を完全に排した形で実施するものまで、様々なレベルで実施されている。メタ解析の結果でも、プログラム医療機器で完結する形の認知行動療法（dCBT：Digital cognitive behavioral therapy）の実施により、不眠症の治療効果が認められ、うつ症状や不安症状に対しての改善効果も報告されている[11)]。さらに不眠症に対するdCBTの実施において、ウェアラブルデバイスなどを用いた客観的睡眠データ取得の効果についても検討されているが、自己記入式の睡眠表と比較してウェアラブルデバイス活用の効果は認められなかった[12)]。

不眠症のdCBTの医療現場への実装については、海外で進んでおり、イギリスのNHS（National Health Service,国民保健サービス）や、オランダのかかりつけ医制度での採用が進んでいる。特にイギリスでは英国国立医療技術評価機構(NICE)のガイドラインにおいて、不眠症治療においては睡眠薬ではなくプログラム医療機器を用いたdCBTを推奨している[13)]。dCBTでは治療効果だけでなく副作用の発現も報告されている。日中の眠気の増強、頭痛、疲労感、興奮性の増強などの有害事象が

dCBTによって発生することが報告されており、プログラム医療機器として医師による監督下で使用する必要性が指摘されている[14]。

我々は日本における不眠症治療において国内外のガイドラインで推奨する認知行動療法の普及を目指し、不眠症に対するdCBTを実施するプログラム医療機器を開発した。本品は独立行政法人医薬品医療機器総合機構（PMDA）への相談を経て、GCP省令に基づく治験を実施し、薬機法の製造販売承認の取得に至った[15]。

4. 情報技術活用の課題

情報技術によるデジタルトランスフォーメーションが進む一方で、医療現場において適切に活用されるためには、解決すべき課題もある。これまで、医療機関内において収集・保存されていた医療情報が、インターネットを介して共有されるため、サイバーセキュリティやプライバシーへの対応が必要となる。医療情報を狙ったハッキング事例は年々増加しており、WannaCryやPetyaといったランサムウェアへの感染による医療システムに対する脅威への対策は必須となる[16]。

加えて、情報技術を活用して得られる情報は膨大な医療ビッグデータとなるため、臨床現場での意思決定に活用するにはデータの可視化やデータ連携においてハードルがある。多忙な医療者の診療を支援するためには、臨床的判断や理解に資するデジタルバイオマーカーのみを提示するといった工夫が必要となり、機械学習等によるデータ分析が重要である。これらのモバイル端末を介して得られた医療データは医療機関内の医療データとの連携が求められるが、日本ではベンダーごとに様々な規格の電子カルテが乱立しているため、情報連携の観点からも課題がある。これに対して医療データ連携のための標準規格であるFast Healthcare

Interoperability Resources（FHIR）が提唱されており、情報技術活用の基盤となることが期待される。

情報技術を活用した医療における課題点として、低いアドヒアランスが挙げられており、特にヘルスケア領域ではウェアラブルデバイスの継続利用率の低さが報告されている。医療における活用の際には、医療者との情報共有による目標設定や、共有意思決定によるアドヒアランス向上が必要となる[17)]。

さらに、情報技術を活用した医療では、健常者を対象としたヘルスケアと異なり、法規制への対応も不可欠となる。2014年に改定された薬機法（旧・薬事法）では単体ソフトウェアがプログラム医療機器として規制の対象となり、治療介入を目的としたソフトウェアは医療機器としての承認が必要となっている。2022年の診療報酬改定において、プログラム医療機器等医学管理加算が新設され、臨床現場における治療用アプリの普及を推進する体制が整備された。プログラム医療機器の開発にあたっては、医薬品や医療機器、再生医療等製品と同様に、ICH-GCPに基づく臨床試験の実施が求められ、さらに2018年からはディオバン事件というデータ改竄の問題を契機として特定臨床研究法が施行されており、これへの対応も必要である。

我々はプログラム医療機器や医薬品開発で求められるGCP省令下における治験を効率良く実施するために、ブロックチェーン技術を用いた臨床開発に取り組んできた[18)-20)]。本取り組みは内閣府サンドボックス制度の認定の元で実施したほか、2022年から睡眠障害であるナルコレプシーに対する医薬品の第三相治験で活用が開始された。

5. おわりに

情報技術の普及は睡眠医療の分野においては正負の両側面が存在する。位相応答曲線の位相後退部位にあたる夜遅い時間帯に光暴露されることで睡眠・覚醒相後退障害が引き起こされ、スマートフォンをはじめとするモバイル端末の普及は、健康問題のリスクを増加させる可能性がある。また、睡眠状態のトラッキングはデータ取得が完璧主義を招き、逆説的な睡眠障害を引き起こすことも報告されている。ウェアラブルデバイスなどのセンサーによって表示される睡眠データにこだわり、主観的な睡眠の状態以上に、表示されるデータの向上を追求する病的状態はOrthosomnia（オルソムニア）として報告され、情報技術による弊害として警鐘が鳴らされている[21)]。逆説性不眠症では主観的睡眠評価と客観的睡眠評価の不一致から不眠症状を訴えるのに対し、オルソムニアでは客観的睡眠データを改善させることにこだわることで睡眠障害の症状を訴える。

一方、プログラム医療機器などの情報技術を活用することにより、これまで医療機関への受診時に限定されていた問診や検査などの評価や介入が、時間的・地理的制約を受けることなく、より高頻度に行うことが可能になる。情報技術を活用したデジタル医療の分野は学問分野としてもまだまだ未成熟ではあるが、デジタルバイオマーカーの開発や治療用アプリの開発、医療情報の統合といった様々な研究課題がある。本分野の発展のため、医療者のほか、工学領域の研究者、データサイエンティスト、臨床開発における研究者、法学者など、様々な分野における専門家との融合研究が望まれる。

[利益相反]

筆者はサスメド株式会社の創業者兼取締役である。

[参考文献]

1）総務省，情報通信白書 (2021).

2）Hafezi, H. *et al*. An ingestible sensor for measuring medication adherence. *IEEE Trans. Biomed. Eng*. 62, 99–109 (2015).

3）Shiffman, S., Stone, A. A. & Hufford, M. R. Ecological momentary assessment. *Annu. Rev. Clin. Psychol*. 4, 1–32 (2008).

4）Brooks, G. C. et al. Accuracy and usability of a self-administered 6-minute walk test smartphone application. *Circ. Heart Fail*. 8, 905–913 (2015).

5）Coravos, A., Khozin, S. & Mandl, K. D. Developing and adopting safe and effective digital biomarkers to improve patient outcomes. *NPJ Digit. Med*. 2, (2019).

6）Denis, F. *et al*. Randomized trial comparing a web-mediated follow-up with routine surveillance in lung cancer patients. *J. Natl. Cancer Inst*. 109, (2017).

7）Topol, E. J. High-performance medicine: the convergence of human and artificial intelligence. *Nat. Med*. 25, 44–56 (2019).

8）Arora, S. *et al*. Smartphone motor testing to distinguish idiopathic REM sleep behavior disorder, controls, and PD. *Neurology* 91, e1528–e1538 (2018).

9）Morin, C. M. *et al*. Prevalence of insomnia and its treatment in Canada. *Can. J. Psychiatry* 56, 540–548 (2011).

10）Sogawa, R. *et al*. Sex- and age-specific all-cause mortality in insomnia with hypnotics: Findings from Japan multi-institutional Collaborative Cohort Study. *Sleep Med*. 100, 410–418 (2022).

11）Luik, A. I., van der Zweerde, T., van Straten, A. & Lancee, J. Digital delivery of cognitive behavioral therapy for insomnia. *Curr. Psychiatry Rep*. 21, 50 (2019).

12）Luik, A. I., Farias Machado, P. & Espie, C. A. Delivering digital cognitive behavioral therapy for insomnia at scale: does using a wearable device to estimate sleep influence therapy? *NPJ Digit*. Med. 1, 3 (2018).

13）Wise, J. Insomnia: NICE recommends digital app as treatment option. *BMJ* 377, (2022).

14）Espie, C. A. *et al*. Effect of digital cognitive behavioral therapy for insomnia on health, psychological well-being, and sleep-related quality of life: A randomized clinical trial. *JAMA Psychiatry* 76, 21–30 (2019).

15) Watanabe, Y. *et al*. Effect of smartphone-based cognitive behavioral therapy app on insomnia: A randomized, double-blind study. *Sleep* (2022) doi:10.1093/sleep/zsac270.

16) Gordon, W. J., Fairhall, A. & Landman, A. Threats to information security - public health implications. *N. Engl. J. Med*. 377, 707–709 (2017).

17) Simblett, S. *et al*. Barriers to and facilitators of engagement with remote measurement technology for managing health: Systematic review and content analysis of findings. *J. Med. Internet Res*. 20, e10480 (2018).

18) Ichikawa, D., Kashiyama, M. & Ueno, T. Tamper-resistant mobile health using blockchain technology. *JMIR MHealth UHealth* 5, e111 (2017).

19) Motohashi, T. *et al*. Secure and scalable mHealth data management using blockchain combined with client hashchain: System design and validation. *J. Med. Internet Res*. 21, e13385 (2019).

20) Hirano, T. *et al*. Data validation and verification using blockchain in a clinical trial for breast cancer: Regulatory sandbox. *J. Med. Internet Res*. 22, e18938 (2020).

21) Baron, K. G., Abbott, S., Jao, N., Manalo, N. & Mullen, R. Orthosomnia: Are some patients taking the quantified self too far? *J. Clin. Sleep Med*. 13, 351–354 (2017).

0206

インフルエンザを診断する咽頭撮像機器＋AIシステム：nodoca

藤原崇志（公益財団法人大原記念倉敷中央医療機構倉敷中央病院）

[会社概要]

商号：アイリス株式会社（Aillis, Inc.）
所在地：東京都千代田区有楽町1丁目10番1号 有楽町ビル 11階
代表取締役社長：沖山翔
会社設立年：2017年11月
医療機器への参入時期（年）：2017年
資本金：1億円（2022年10月時点）
主要製品：nodoca

[会社沿革]

2017年11月　創業
2018年8月　平成30年度NEDO（国立研究開発法人新エネルギー・産業技術総合開発機構）「シード期の研究開発型ベンチャーに対する事業化支援」に採択
2018年8月　NVIDIA Inception Programのパートナー企業に認定
2019年4月　第一種製造販売業許可、医療機器製造業登録
2019年5月　塩野義製薬、Beyond Next Ventures2号投資事業有限責任組合を引受先とした12.5億円の第三者割当増資を実施
2020年8月　未来創生2号ファンド、CYBERDYNE/CEJファンドを引受先としたから第三者

割当増資を実施（累計29億円）
2021年6月 「nodoca（ノドカ）」薬事承認申請
2022年5月 「nodoca（ノドカ）」製造販売承認取得
2022年12月 「nodoca（ノドカ）」保険収載

1. 参入のきっかけ

アイリス株式会社の代表取締役の沖本翔医師は2010年医師免許取得後、初期研修医を経て救急医として勤務。2015年2月から株式会社メドレーでオンライン医療辞典の立ち上げや新規プロダクトのディレクションをしたのち、2017年11月にアイリス株式会社を設立している。

医療において医学研究の積み重ねにより医療技術が進歩する一方で、医師の診察技術の向上・技術伝承はなかなか進んでいない。例えば昔の名医の方が今の若手医師よりも聴診器で心雑音を聴取するスキルは高いなどの問題があった。医学の祖ヒポクラテスは熟練の技を修めるのには時間がかかることを、“Art is long, life is short.”（医術の道は長く、人生はかくも短い）という格言で残している。一方でディープラーニングをはじめとした技術革新により、従来、暗黙知であった匠の技を再現することが可能になった。すなわち若手医師であっても、ディープラーニング技術を用いることで、名医と同じ診察をすることができる世界観がうまれたわけである。アイリスの社名Aillisはヒポクラテスの格言の頭文字からきている。アイリスでは名医・匠による診察技術を、スマートフォンのように1人1台もったデバイスでピンポイントな診察ができる世界観を目指している。

2. 医療機器nodocaの概要

nodoca（ノドカ）は、カメラ用舌圧子と咽頭撮像用カメラ、そして診断用プログラムによって構成されている。インフルエンザウイルス感染の疑いのある患者に対して、患者への問診情報とカメラにより撮影された咽頭画像の情報を併せて解析し、インフルエンザウイルス感染症に特徴的な所見や症状を検出するシステムになっている。カメラ用舌圧子（届出番号13B1X10294SC0001）をカメラ先端に装着した状態で、カメラを患者の口腔内に挿入し咽頭を撮影する。撮像された画像を解析サーバーに送ると、インフルエンザ患者に特徴的にみられる咽頭後壁濾胞の有無を判断する（図1）。

加えて患者に関する年齢や性別のほか、インフルエンザ患者との接触や関節痛・頭痛・悪感・咽頭痛の有無など26項目について情報を入力

●図 1―nodoca 1)

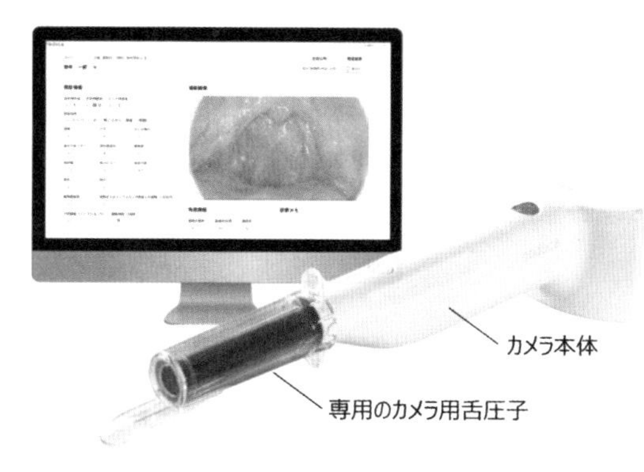

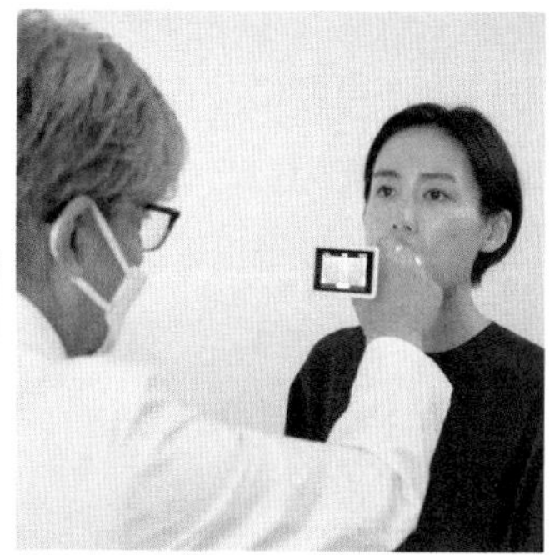

すると、インフルエンザ罹患の可能性を検出してくれる。Nodocaの検査結果はあくまでも検査結果でしかなく、nodocaの結果をふまえ、臨床的にインフルエンザかどうかを医師が診断する（図2）。

インフルエンザは国内において毎年1000万人単位で罹患する感染力の高い疾患である。加えて日本においては12月〜1月ごろに流行のピークがきて、夏季にはほとんど患者を見かけなくなるという特徴がある。病気の診断は問診、検査所見をあわせ最終的に医師が判断しているが、限られた時期に爆発的に患者が発生することから、流行期で周囲にインフルエンザ患者がいれば問診のみで診断できる疾患である。実際、過去の報告ではインフルエンザ流行期にインフルエンザ様症状（発熱、咳、咽頭痛、筋肉痛等）があれば、それだけでインフルエンザの可能性が80%以上との報告がある[2)]。nodocaにおいても臨床症状および周囲の感染流行情報を検査結果判定のための情報として使用している。

●図2—咽頭撮影から統合結果の出力までの流れ

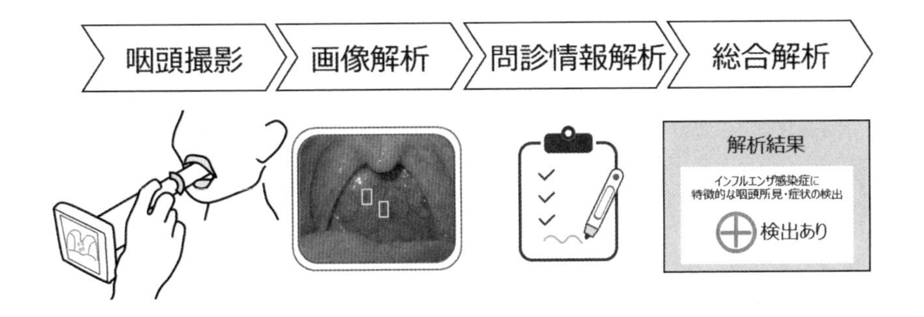

一方でインフルエンザの周囲の流行と発熱でインフルエンザと診断し、後日、腎盂腎炎や蜂窩織炎、肝炎などの異なる疾患と判断される場合もある。臨床医の間ではそれらの疾患とインフルエンザをはじめとしたウイルス感染との鑑別として、咽頭後壁にイクラ様の濾胞があることが知られている[3)]。nodocaにおいても咽頭後壁の濾胞をAIによって検出し、前述の臨床症状とあわせて検査結果判定に用いている。

3. 薬事規制等への対応

（1）製造販売業

アイリス株式会社は、第一種医療機器製造販売業許可を取得しているほか、医療機器製造業の登録、高度管理医療機器等販売・貸与業の許可も取得している。nodocaの咽頭画像を処理する診断用プログラムはクラスII医療機器であり、医療機器製造販売業の許可は第二種のみで十分であるが、アイリスはAI医療機器開発支援を実施していることなどから第一種医療機器製造販売業許可まで取得している。いわゆるAI医療機器と称される診断用プログラムはレントゲンやCT画像を改正するAIであるのに対し、アイリスはハードウェア医療機器も自社で開発をすすめている点が特徴である。ハードウェア設計、データ収集、AI構築と横断的な開発ノウハウを持っている点を強みに、アイリスはAI医療機器開発を支援することができる。

（2）承認等の品目、承認/認証のための試験等

nodoca（ノドカ）はクラスII医療機器（管理医療機器）で、一般的名称は内視鏡用テレスコープ（内視鏡用疾患特徴所見検出支援プログラム）。特定保守管理医療機器。医療機器としての分類は、器械器具の25

医療用鏡。

開発にあたって2つの特定臨床研究が行われている。2018年11月から2019年2月にかけて行われた特定臨床研究（jRCTs032180041）において、医療法人翔誠会ふくだ内科が研究責任者として、新型舌圧子及び咽頭撮影用カメラを用いて医療機器開発用の咽頭画像データ収集が行われた。6歳から90歳までの男女を対象に4765例が収集されている。また2019年度は同じ研究責任者により、6歳以上のインフルエンザ疑いの患者9047名を対象とした咽頭画像データ収集のための特定臨床研究（jRCTs032180041）が行われている。jRCTs032180041のデータにより深層学習したプログラムを用いて臨床試験が行われている。

臨床上の位置づけとして審査報告書では「イムノクロマト法検査の代替」とされている。イムノクロマト法による迅速検査はインフルエンザ感染症において広く普及し、報告によってまちまちだが、メタアナリシスの結果では感度62%（個別の研究における報告値：10%～80%）、特異度98%（個別の研究における報告値：80%～）程度の診断能がある[4)]。一方で綿棒やスワブを咽頭や鼻腔に挿入する検査は、患者にとって痛みが生じやすいことが問題になっており、咽頭にカメラをいれるだけで疼痛のすくない本製品は代替品としての位置づけがある。

jRCTs032180041を踏まえた臨床試験では、国内11施設708例を対象とし、PCR法検査をreference standard (gold standard)としてnodocaの診断精度の評価が行われている。事前に設定した感度、特異度の95%信頼区間のうち、特異度については目標値を達成できなかった。そのため、申請者はプログラムやカメラの改良を行い、本品の開発に至っている。改良された製品における事後解析（Post hoc解析）において95%信頼区間の下限値は感度70.7%、特異度85.5%と事前の目標値を達成した。なおその後に発表されている論文では、感度76%（95%CI

70～82)、特異度88%（95%CI 85～91%）と報告されている。また、検査に伴う疼痛（流涙）は、従来のイムノクロマト法による検査で6.8%発生するのに対し、本製品では0.4%しか発生せず、従来法よりわずかな疼痛で検査することができる。

4. 保険適用

2022年9月14日の中医協で議事としてあがり、特定医療材料ではなく新規技術料（C2[新機能・新技術]）区分として評価されている。準用技術として

- D296-2鼻咽腔直達鏡検査（220点）、
- （内視鏡検査）通則3 当該保険医療機関以外の医療機関で撮影した内視鏡写真について診断を行った場合は、1回につき70点とする。
- （内視鏡検査）通則4 写真診断を行った場合は、使用したフィルムの費用として、購入価格を10円で除して得た点数を所定点数に加算する（15点）。

を合わせ3050円（305点）となっている。

また、留意事項として検査は発症後48時間以内に実施した場合に限り算定することができ、一連の治療期間において当該検査と区分番号D012-22感染症免疫学的検査 インフルエンザウイルス抗原定性を行った場合は併せて算定できないとされている。

nodocaが上市されるまでインフルエンザ疑いの患者に対しては、インフルエンザ迅速検査が行われ、その検査料としてD012-22感染症免疫学的検査 インフルエンザウイルス抗原定性（136点）及びD 026-6検体検査判断料 免疫学的検査判断料（144点）で算定されていた。新機能・新技術としてD296-2鼻咽腔直達鏡検査や内視鏡検査通則を用いて

AIによる新技術を評価しつつ、「イムノクロマト法検査の代替」という臨床上の位置づけ・従来点数と大幅に乖離しない形の点数となっている。

コラム：AIの医療上の位置づけについて

nodocaから「AIがインフルエンザかどうか診断してくれる」という誤解がうまれているが、nodocaを含めAI医療機器はあくまでも医師法上は、医師の診断の補助的な役割を果たすのみである。平成30年度「AI等のICTを用いた診療支援に関する研究」でAIを用いた診療を総括し、AIの医療上の位置づけが検討されているが、「当面は医師の支援におけるAIは医師主体判断のサブステップであり、AIを用いた診療の責任は医師が負うべき」とされている。すなわち診断において医師は視診、問診、検査結果をふまえ診断を行うが、AIが行うのはその補助のみである（図3）。nodocaは問診所見と視診所見をくみあわせてインフルエンザらしさを

●図3―AIは診察・検査・診断・治療の支援や補助を行う

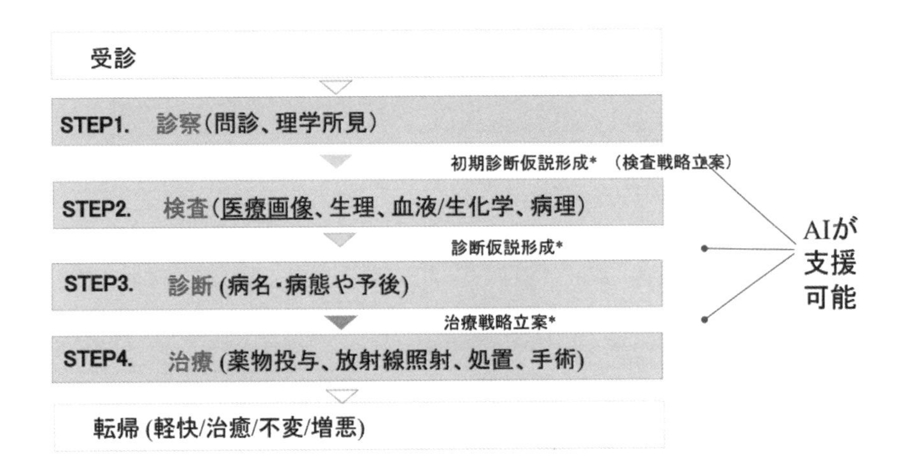

判断するため、一見、医師の代わりに診断をしているようにみえるが、そこを間違えてはならない。

なお従来のインフルエンザ診断で行われていた鼻腔・咽頭に綿棒を突っ込み診断する検査等（インフルエンザ迅速キット）も、あくまでも診断補助である。医師は問診、指針と所見、検査所見、迅速キットの検査結果を踏まえたうえで、最終的に●●病であると診断をしている。新型コロナウイルスで「迅速キットやPCR検査の結果＝新型コロナ診断＝隔離」といったような誤った認識が広まった部分もあるが、あくまでも診断は医師しか行えず、医師はインフルエンザ迅速キット、nodocaを使用しなくともインフルエンザと診断することができる。

もちろんAIの医療上の位置づけが今後変わっていく可能性もある。AIの進歩にともない限定的な医療判断を行うAIは様々出てきている。WHOのガイドラインでは、発展途上国でレントゲン撮像での結核スクリーニ

●図 4―限定的だが医療判断を行う AI も出てきた

AIの進歩に伴う、限定的な医療判断におけるAIの役割の変化

- 平成30年度「AI 等の ICT を用いた診療支援に関する研究」に基づき、AIを用いた診断等は**医師主体判断のサブステップ**と位置づけられ、医師の判断と同時または確認として使用されている。
- AIの性能向上・開発により、海外において特定の状況の限定的な判断を単独で行うAIが上市され、またガイドライン等が発出されている。

製品名等	ContaCT (Viz.ai社)	IDx-DR (Digital Diagnostics社)	胸部レントゲンCAD (Computer-aided detection)
対象疾患	救急外来で頭部血管造影CTが撮像された患者	糖尿病性網膜症のスクリーニングが必要な糖尿病患者	結核スクリーニングが必要な成人（１５歳以上）
国・発出元	米国、FDA	米国、FDA	WHOガイドライン
内容等	CT撮像後、**AIが緊急性を要する画像を検知**し、読影医に通知する。	**AIが眼底画像を判読**し、糖尿病性網膜症を有無を判断し、「専門医（眼科）受診」または「1年後の再チェック」を指示。	ガイドラインで、**AIが胸部レントゲンでの結核スクリーニングの判断を単独で行う可能性**ついて記載。
精度等	**頭蓋内出血専門チームへの連絡までの時間** 通常ケア 38分 ContaCT併用 29秒 ⇒早期診断、早期治療	**糖尿病性網膜症**（中等度～） 感度 100 % **糖尿病黄斑浮腫** 感度 96 % **不要な専門医（眼科）の受診** 91 % 減少	**医療者による読影** 感度 82 ~ 93 % 特異度 14 ~ 63 % **AIによる検出** 感度 90 ~ 92 % 特異度 23 ~ 66 %

2040年に向けた医療福祉分野の就業者数のシミュレーション https://www.mhlw.go.jp/stf/wp/hakusyo/kousei/19/backdata/01-02-04-01.html
胸部X線画像から肺結節候補域を検出するAIを開発、プログラム医療機器として承認 https://medit.tech/lpixel-developped-ai-for-x-ray-images-2020/

ングに、医師ではなくAIを使用する可能性について記載、推奨している**(図4)**。もちろんAIが医師の代わりに診断する未来では、だれがAIの判断・診断の責任をとるかといったことの論点整理なども進めていく必要があるが、AIが医師にかわって判断する日もくるかもしれない。

[参考文献]

1) https://nodoca.aillis.jp

2) Monto AS, Gravenstein S, Elliott M, Colopy M, Schweinle J. Clinical signs and symptoms predicting influenza infection. Arch Intern Med. 2000 Nov 27;160(21):3243-7. doi: 10.1001/archinte.160.21.3243. PMID: 11088084.

3) Akihiko Miyamoto and Shigeyuki Watanabe. Posterior Pharyngeal Wall Follicles as Early Diagnostic Marker for Seasonal and Novel Influenza . General Medicine 2011; 12: p.51-60 .

4) 令和4年3月9日, 医薬・生活衛生局医療機器審査管理課, 審査結果報告書
https://www.pmda.go.jp/medical_devices/2022/M20220516002/112714000_30400BZX00101_A100_4.pdf

0207

術中情報融合プラットフォーム：OPeLiNK

小関義彦（国立研究開発法人産業技術総合研究所）
鈴木薫之（株式会社OPExPARK）

［機器概要］

【製品名】OPeLiNK（オペリンク）
【製造販売】株式会社OPExPARK（オペパーク）
【機能】様々な医療機器をネットワーク化する情報プラットフォームとして、手術中の情報を一元的に収集・統合・表示・保存・配信することができる。
【薬機法上の位置付け】非医療機器
【販売】OPeLiNKは、スマート治療室を販売する企業に提供され、その企業がスマート治療室の中核としてパッケージ化して販売する。また自社が提供する手術教育サービスシステムopeXpark®とOPeDriveの中核プラットフォームとしても利用されている。

［会社概要（2023/1/1現在）］

【商号】株式会社OPExPARK
【所在地】〒140-0002　東京都品川区東品川2-2-8 スフィアタワー天王洲　CW棟2階
【代表取締役社長】本田泰教
【会社設立年】2019年6月21日
【主な出資元】Beyond Next Ventures、デンソー、丸紅
【設立の経緯】デンソーからのカーブアウト支援
【従業員数】21名

1. OPExPARK設立前

1.1 着想

OPeLiNKは、2014年から日本医療研究開発機構（AMED）の「未来医療を実現する先端医療機器・システム研究開発/安全性と医療効率の向上を両立するスマート治療室の開発」事業[1]において東京女子医科大学の統括のもとで、次世代治療室SCOT（Smart Cyber Operating Theater）のミドルウエア、つまりは手術室情報プラットフォームとして株式会社デンソーが中心となって開発された[2]。

手術等の現場では、医療画像装置や手術ナビゲーションシステム、バイタル機器、麻酔器、手術ベッド等の異なる企業によって製造・販売された多種・多様なデバイスが稼働している。これらのデバイスから得られる患者情報や映像情報、動作情報などの情報は、医療スタッフが手術

●図 1—OPeLiNK 概念図

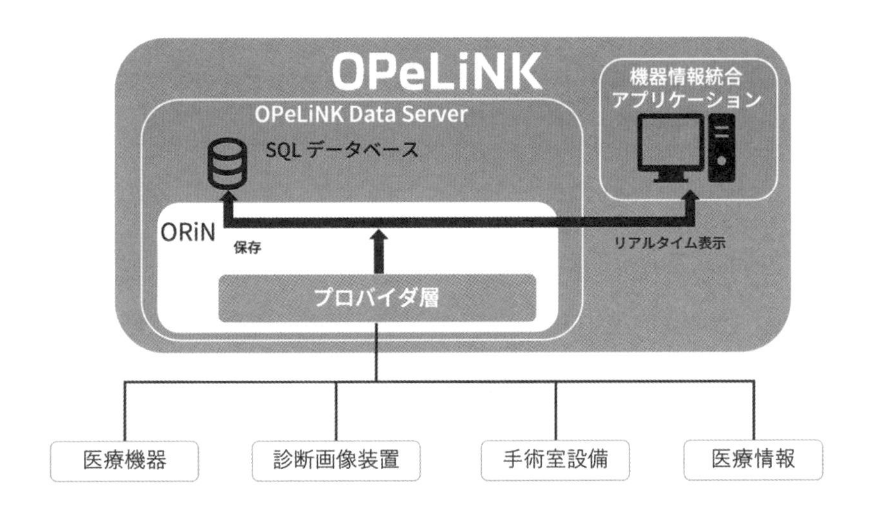

を把握するのに役立てられるとともに、手術の記録として保存もされている。しかし、これらの情報はデバイス毎に収集・提供・記録されるため、デバイス数や情報が多くなると、収集等の負担が大きくなり、また手術状況を統合的に把握することも難しくなる。OPeLiNKは、IoT（Internet of Things）を活用して各デバイスをネットワーク接続することで、各デバイスから出力される情報を一元的に収集・提供・記録するプラットフォームである[3)]。

デバイスの情報をネットワーク経由で一元的に収集・記録することで様々な利点が生まれると期待される。直接的には、情報を高頻度かつ詳細に少ない労力で記録することができる。次に、ばらばらに提供され、内部時計も一致していない各デバイスの情報を総合的に時間同期して提供することが可能になり、それによって術者は効率的に手術の状況を把握することができる。手術の状況をデジタル化することで現場にいなくても状況把握が可能になり、遠隔にいる専門医から手術戦略や状況判断についてコメントや助言などを得ることができる。さらに、複数のデバイスから得られる情報を総合的に解析することで新たに有益な情報が得られることや、人工知能の学習データとすることで手術の安全性や効率が向上することが期待される。

1.2　開発課題と開発ガイドライン

デバイスはそれぞれ機能、インターフェース、使用条件等が異なる。これらを一元的に利用するには、それぞれのデバイスの違いを吸収する共通のインターフェースを提供すること、それぞれのデバイスの機能や使用条件が異なってもシステム全体として有効かつ安全に機能することが必要になる。そのため、各当事者（ミドルウエアとデバイス、アプリケーションの各事業者とスマート治療室の導入者）が守るべきルールや各々のデバイスが満たすべき機能等を決める必要があった。

そのため、2016年度から2017年度にかけて日本医療研究開発機構(AMED)の「未来医療を実現する医療機器・システム研究開発事業(医療機器等に関する開発ガイドライン(手引き)策定事業)」、2017年度から2019年度にかけて厚生労働科研研究費補助金行政製作研究分野政策科学総合研究(臨床研究等ICT基盤構築・人工知能実装研究)「AI技術を用いた手術支援システムの基盤を確立するための研究」において、スマート治療室に関するルール策定の支援を受けた。AMEDの事業ではスマート治療室の各当事者が行うべき事項を列挙し[4)]、厚生労働科研費事業ではスマート治療室の評価試験に活用するためのシミュレータの開発を行い、さらにスマート治療室上で稼働するアプリケーションが安全かつ効果的に機能する条件を明確化するガイドライン(案)を作成した[5)]。また、経済産業省戦略的国際標準化加速事業:政府戦略分野に係る国際標準開発活動においてスマート治療室の国際標準化活動が行われている。

1.3　薬機法上の位置付け

薬機法上のプログラム医療機器に該当[6)] [7)]するかは、事業化を目指す上で大きな分岐点である。ミドルウエアであるOPeLiNKは、データの加工は行わず、行うのはデータの転送、保管、表示のみである。当然、術中の診断や治療の判断を行うものでもない。OPeLiNKのデータ表示機能は、複数の医療機器データを重ね合わせて、手術室内外の戦略デスクと呼ばれるディスプレイに表示するものであり、術者や指導医師の術中意思決定のための状況提供や手術室内外の医療スタッフ間の情報共有そして術中術後の教育に利用される。記録機能は、手術中の映像と各種医療機器データを同期させて自動でサーバに記録するものである(バイタルデータや画像を加工・処理し、診断のための新たな情報を提示する機能は含まれない)。そのため、手術映像記録・配信システムや手術室情報システムの目的と同一とみなされ、汎用ネットワーク機器や汎用ディスプレイと同様に医療機器に該当しないと判断されている。

なお、ミドルウエアに接続されるデバイスやアプリケーションの医療機器該当性はそれぞれの目的や機能、リスク等によって判断される。デバイスやアプリケーションによってシステム全体の有効性や安全性が担保される。

1.4　機器情報統合アプリケーションOPeLiNK Eye

OPeLiNKの持つ情報を一元的に収集し総合的に提供する機能を具体化したアプリケーションとして、機器情報統合アプリケーションOPeLiNK Eyeを紹介する。

図2にOPeLiNK Eyeの表示例を示す。従来はまったく別々に表示さ

●図2―OPeLiNK Eye 表示例

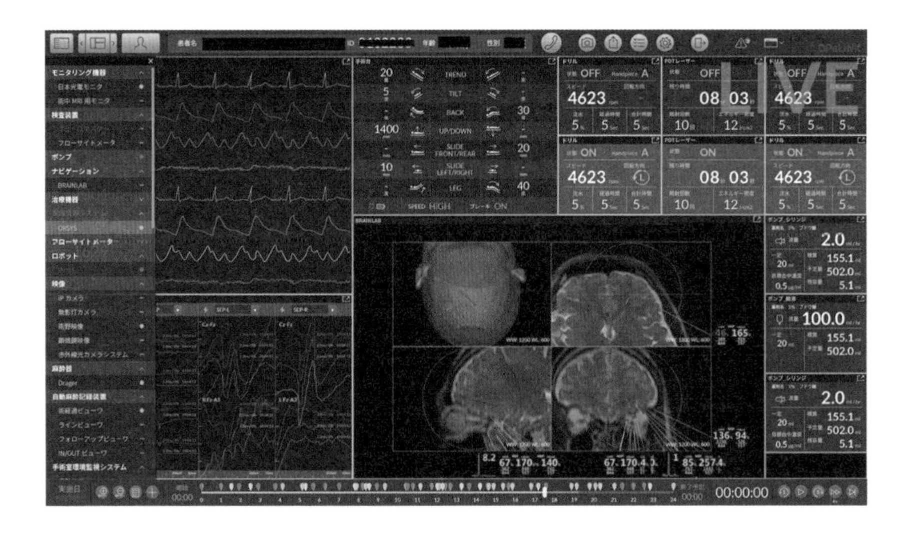

れていて、機器の前まで行かなければ見ることができなかったバイタルデータや手術ナビゲーションシステム等の情報が一つの画面に表示されている。これによって術者を含む現場スタッフは手術の状況を一目で確認することが可能になる。またインターネット等を介して遠隔にいる専門医と現場の状況をまとめて共有することができ、これによって遠隔の専門医師は総合的な状況把握に基づいた戦略的な助言をすることが可能になる。また収集された情報はリアルタイム表示ばかりでなく、保存しておいて術後振り返りに活用することが可能である。

これらの機能を実現するためには、映像情報を含む複数のデバイス情報を同期しかつ高速に表示を行うこと、任意の時刻表示での各種情報の頭出し処理においても最小遅延で情報を提示することが求められた。そのため、運用時のユーザビリティを考慮したデザイン設計、各種並列計算処理やGPU描画処理といった高速化技術が実装された。その結果、術

●図 3―スマート治療室 SCOT

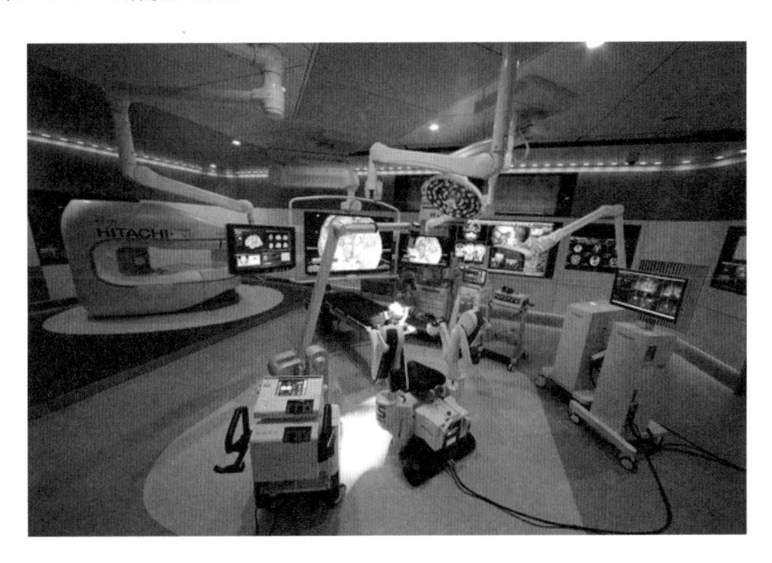

者にとって使いやすく、遠隔地でも遅延が少なく、かつ術後の症例振り返りにおいても軽快に閲覧できるアプリケーションとなった。

1.5 設立前夜

スマート治療室SCOTは2016年度GOOD DESIGN AWARD、2019年2月には第1回日本オープンイノベーション大賞厚生労働大臣賞を受賞するなど高い評価を得てきた。2016年にSCOTの基本版が広島大学に、2018年には標準版が信州大学にそれぞれ導入され、2019年には最上位の高機能版が東京女子医科大学に導入された。SCOTの研究開発成功と並行してOPeLiNKの事業化を進めることになった。

2. 株式会社OPExPARK設立

2.1 OPeLiNKからopeXparkへ

OPeLiNKを事業化するにあたっては、手術室プラットフォームをいかに普及させるか、爆発力のある事業が描けるかが課題であった。そのために、ベンチャーキャピタル主催のアクセラレーションプログラムに参加し、複数回のピッチを繰り返し実施し、多くのフィードバックを獲得してスタートアップとして出資を得るために不足している部分を明確にしていった。

OPeLiNKの思想や意義について医師から高い評価や共感が得られたのは事実であったが、価格の面では診療科が限られているわりに高い、運営面では各医療機器メーカの協力が必要である、販売面では手術室新設時の導入となると数が稼げないといった面も明らかになった。こうした課題に対応するため、OPeLiNKで目指している「手術の質の向上」「医療の均てん化」を保ちつつも、新たなビジネスモデルを考える必要があった。

そこで、OPeLiNKを販売すると同時に、そこで得た症例情報を手術教育コンテンツとして提供することで対価を得るビジネスモデルに転換した。OPeLiNKを導入した病院で患者同意・病院同意のもとで症例情報をコンテンツとして買い取り、それをウェブで公開して全世界の医師に日本の匠の技と戦略を公開して手技を学ぶ場として活用していただき、コンテンツの有料化や医療機器メーカや製薬メーカへ情報提供（有償）することでマネタイズするopeXpark（オペパーク、手術教育サービス）を考案した。

2.2 手術教育サービスのアンメットニーズ

これまでにも手術教育を行うためのサービスや動画公開サイトなどは存在していた。これらのサービスでは、再現が難しい名場面集や判断根拠が不明なコンテンツが提供されていた。また、教育コンテンツの質の

●図4—opeXpark イメージ図と画面表示例

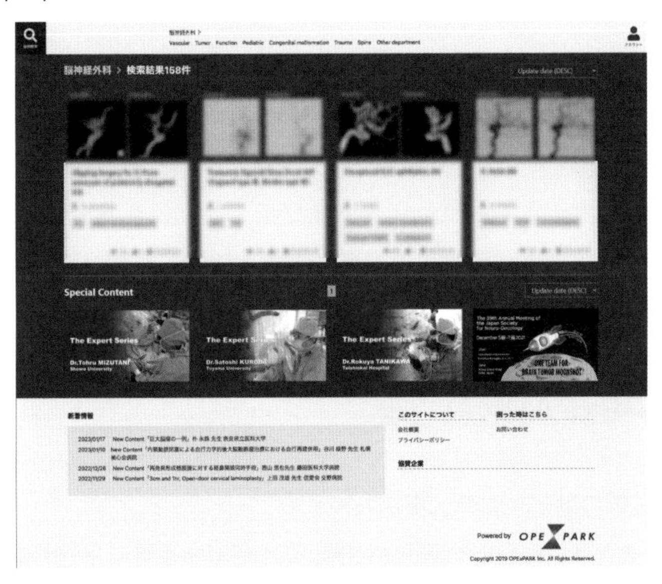

ばらつきも大きく、勤務医を中心とした専門性の高い医師層の需要を満たすものではなかった。

リアルな手術の開始から終了まで、手術の詳細な状況とともに医師の戦略や判断を解説するコメントを同時に記録して手術教育コンテンツとして提供することは専門性の高い医師のアンメットニーズを満たすと考えた。会社設立当時はこのような教育サービスは存在せず、またOPeLiNKはこのニーズを実現する機能を有していた。このビジネスモデルでは、コンテンツ提供者は自身の手術・手技を自身の解説付きで広めることができ、利用者は医局や施設間の垣根を飛び越えてKOL（キーオピニオンリーダー）や影響力の大きい医療機関での手術コンテンツを見て学習できるといったメリットがある。さらに、企業側も医師へのターゲティング広告ができる場としても利活用することも期待された。

2.3 OPExPARKの始動

OPExPARKは「手術室をデジタル化し、どこでも最善の手術を享受できる世界を創る」をミッションに掲げた。設立当初はOPeLiNKの開発と販売に加え、医師向け手術教育サービスopeXparkの事業で始動した。OPeLiNKはスマート治療室を販売する企業に提供され、その企業がOPeLiNKをスマート治療室にミドルウエアとして統合して販売した。opeXparkはサイト上で会員が教材動画等を視聴するWebサービスとして運営された。

3. OPExPARK設立後

3.1 医師の働き方改革とOPeDrive®

2024年4月から医師の時間外労働規制が開始され、各医療機関ではタスクシフトや医師の業務の見直し、勤務環境改善、バイト時間の管理、研修の効率化などの労働時間短縮に向けた取り組みを進めていく必要がある。また、治療成績に対する社会的な期待の高まりもあり、業務効率化と同時にアウトカムの向上が求められている。

その中で医師（外科医）のタスクシフトを行うためには手術室に入る看護師、臨床工学技士などの関係者がきちんと学べることができる教材を製作する必要があり、その素材となる手術記録システムが必要になると考え、OPeDrive（オペドライブ）を考案するに至った[8)]。

OPeDrive開発に当たっては、初めにOPeLiNKを軽量化させた。OPeLiNKは脳神経外科の悪性脳腫瘍（グリオーマ）症例への適用を想定して設計されていたが、タスクシフトのための手術記録システムとしては情報過多・機能過多であった。軽量化させる際にはOPeLiNKの持つスケーラビリティの高さが幸いとなった。元々OPeLiNKにある術者以外

●図 5—OPeDrive の画面表示例

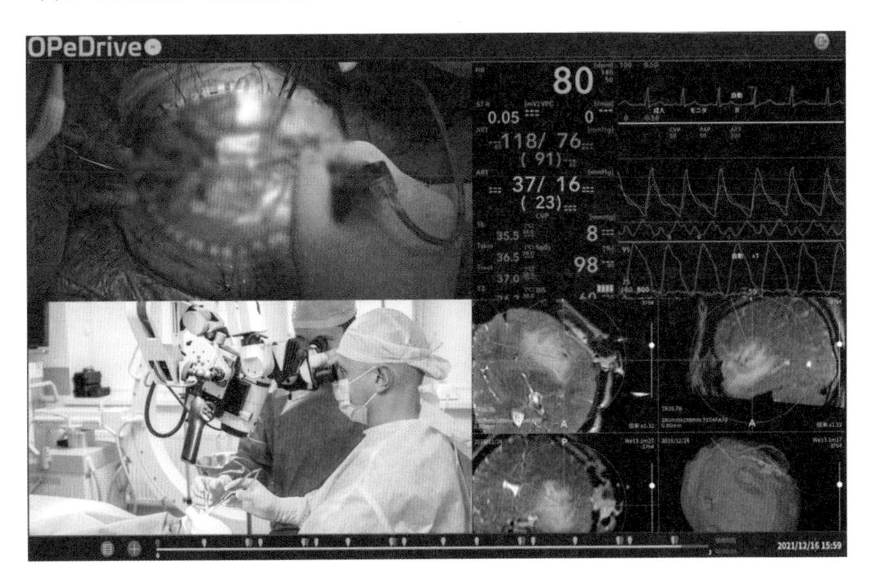

のPCキーボードによるコメント登録機能に加えて、術者が術中に音声でコメント登録できるようにした。また術後には、コメント時間を参照してダイジェスト手術動画を半自動生成する機能や、詳細編集をしたい場合には編集ソフトウェア（OPeDrive VE というソフトウェア）にて術中のイベント情報（時間やコメント内容）を編集する機能を追加した。これらの機能は医師が所定勤務時間後に数時間かけて実施してきた手術症例編集タスクにも使用することができ、この面でも医師の働き方改革に貢献できる。手術室スマートレコーダーOPeDriveは2022年4月にリリースされた[9)]。

4. 実績と展望

OPExPARKは、OPeLiNKとopeXpark、OPeDriveの3つのシステムおよびサービスを事業の中核としている。設立当初8名であった従業員数も現在は20名以上と成長している。

原稿執筆時点で、OPeLiNKは31社53種類のデバイスに対応しており、スマート治療室SCOTは3病院、OPeLiNKプラットフォームは7病院に導入されている。また、これまでに脳神経外科、整形外科で実施されている。

情報融合プラットフォームとしてのOPeLiNKの知名度は高く、またOPeLiNK主機能の一つである遠隔手術指導機能のニーズも高く評価されている。OPeLiNKの販売としては、手術室と同一施設内の拠点に専用ネットワークを構築して同機能を提供しているが、現在、5Gを用いて低遅延環境下における同機能の遠隔実証試験を東京女子医科大学とNTTドコモと共同で実施する[10)]など将来の医療支援に向けた機能検証を進めている。

手術教育サービス opeXpark においても OPeLiNK、OPeDrive の手術記録機能がコンテンツ制作に活かされており、脳外科領域においては、現時点で手術動画コンテンツ100件以上、国内外会員1万人超のプラットフォームに成長している。

OPeDrive はOPeLiNKの開発経験から、医師の働き方改革や手術教育のために必要な情報に集約したシステムとして開発、販売を行っている。OPeDriveはGHS適合宣言をしており、引き続き品質確保しながら、機能追加などのアップデートを実施していくことが期待される。

さらには、OPeLiNK や OPeDrive で収集した手術コンテンツを opeXpark で公開していき、利活用される診療科も横展開していくことによって、「手術室をデジタル化し、どこでも最善の手術を享受できる世界を創る」というOPExPARK社が掲げるミッションの実現に向かって、医師の働き方改革が促進されていき、医療従事者に貢献する画期的なシステム、サービスが現場に提供されていくと考える。

[参考文献]

1）村垣善浩，岡本淳，正宗賢，【ICTや人工知能の活用による医療の新展開】進化する手術室「スマート治療室SCOT」. 日本医師会雑誌. 2018; 147(8):1614-1618.

2）鈴木薫之、奥田英樹、高橋稔、“機器連携プラットフォーム「OPeLiNK」”, スマート医療テクノロジー～AI、ビックデータの利活用による次世代手術システムと医療経営～ 第4章最新モバイル通信技術と機器連携ソフト開発第2節、ISBN 978-4-86043-619-3 C3047 2019年10月25日発行

3）Okamoto J, Masamune K, Iseki H, Muragaki Y. Development concepts of a Smart Cyber Operating Theater (SCOT) using ORiN technology. Biomed Tech (Berl). 2018; 63(1):31-37. doi: 10.1515/bmt-2017-0006.

4）スマート治療室のシステム構成・運用に関する開発ガイドライン2019（手引き）, 2019年3月, 経済産業省／国立研究開発法人日本医療研究開発機構

5）厚生労働科学研究費補助金政策科学総合研究事業（臨床研究等ICT基盤構築・人工知能実装研究事業），AI技術を用いた手術支援システムの基盤を確立に関する研究，令和元年度

総括研究報告書, 令和2(2020) 年6月
6) 平成26年11月14日付薬食監麻1114第5号, プログラムの医療機器への該当性に関する基本的な考え方について
7) 令和3年3月31日付薬生機審発0331第1号薬生監麻発0331第15号, プログラムの医療機器該当性に関するガイドラインについて
8) 鈴木薫之、本田泰教、"手術手技教育における既存習慣のリセット", 第97 回日本医療機器学会大会　シンポジウム, 医療機器学 92(2), pp.158, 2022.
9) 本薗宜大, "スマートレコーダー OPeDrive", 映像情報 Medical, 54(10), pp. 69-73, 2022.
10) NTT ドコモ, 東京女子医科大学プレスリリース, "商用 5G を活用した国内初の遠隔手術支援実験を開始", 2020/07/21
https://www.docomo.ne.jp/binary/pdf/info/news_release/topics_200721_00.pdf

0208

人工知能による糖尿病性網膜症診断プログラム：IDx-DR

長谷川高志（特定非営利活動法人日本遠隔医療協会）

1. 世界初のIDx-DR

IDx-DRは、Digital Diagnostic社が開発したプログラム医療機器（Software as Medical Device SaMD）で、糖尿病性網膜症を検出する人工知能による自動診断システムである。プログラム医療機器としては、世界で初めてFDA（U.S. Food and Drug Administration、合衆国食品医薬品局）承認を取得したことで注目されている。FDAの承認は、日本国内の薬機法承認に相当し、人工知能により自律的診断を行うソフトウェア医療機器として、世界最初の承認事例である。それに加えて、米国での医療費の保険償還に関わるCPTコード（Current Procedure Terminology）にも登録されており、米国における高齢者の公的皆保険制度であるメディケアからの支払いも受けられる。

本製品を開発したDigital Diagnostics社は、元はIDx Technologies社と名乗り、2010年にアイオワ州で創業されたベンチャー企業である。

創業者はマイケル・アブラモフ（アイオワ大学教授、MD,Ph.D）とジョン・バートランド。現在のCEOはバートランドである。彼らは長年の医学研究や人工知能による画像解析の研究成果をIDx-DRとして製品化した。この製品について、診断の原理や概要[1)]、臨床評価[2) 3)]、FDA認可やメディケア保険適用に関する制度関連事項[4) 5)]などに関する多数の論文が発表されている。

現在、人工知能による診断システムは注目と期待を集めているが、人工知能による医師の置き換え議論も起きており、混乱を招いているようである。そもそもIDx-DRは医師に置き換わる医療機器ではなく、後述の通り、医学的には限定された位置づけにあるもので、機能や性能もそれに特化することで有用性を高めたものと言える。人工知能による診断支援に関する考え方を整理して、その観点からIDx-DRを概観して、FDAの認証取得やメディケアの保険収載に関する要点を示す。

2. 人工知能が診断を行うプログラムの医学的位置づけ

人工知能が医師を支援する状況を整理すると、現状では以下のニーズが認識されている。

① 医師が気づかなかった病変の可能性のある部位を指摘することで、診療の質を向上する。

② 医師不足の状況下、専門医に代わって診断の要・不要をスクリーニングする。

人工知能を医学に適用する際に倫理の遵守は不可欠である。米国医師会（American Medical Association：AMA）では、人工知能を「医師を支援するものであり、代替するものではない」としている。これはAMAに限らず日本医師会やWHOなども同様の基準を示しており、日本では厚生労働省が医師法17条に基づき、人工知能の医学応用に関して、支援する位置づけにあると解釈を示している[6]。上記①の病変見落としの可能性の指摘は、診断性能が十分ならば、人間中心の原則と競合しない。一方で医師の代替となる②は、原則との整合を保つための条件を明確にしなければならない。そこで、人工知能を医学に応用するニーズと条件を以下のように整理してみた。

第一に、人工知能は、医師の技能向上を支援し、医療の質を改善するものであること。経験豊富な医師であれ、全症例を学習することは不可能である。また状況により、見落としなどもあり得る。教師データで学習した人工知能による診断支援システムにより、安定的かつ網羅的に診断対象を指摘することが可能になっている。医師は自らの所見と指摘されたそれら候補情報から適切に診断することで、医療の質を向上できる。また、機械の力で診断に要する時間を短縮でき、医師の負担軽減にもなる（一方で、より多くの患者の診療が可能になる）。人工知能が陽性と判定したが実は陰性である“偽陽性”の発生率が高くとも、陰性と判定したものが実際に陽性である“偽陰性”が低い診断支援装置を実現できれば、“人工知能は見逃さない”ことになり、専門的診断の質を高めるニーズを満たす。**(図1)**

第二に、人工知能がリスクの少ない状況のみ医師の診断を代替することにより、医師不足や医師の負担を緩和するものであること。人工知能による診断支援装置には、確定的な診断や治療計画の立案は困難であり、それができたとしても人工知能は責任は負えない。しかし、疾患の可能性の指摘に限定した利用で、陽性と判定したが陰性である“偽陽性”の発生率が高くとも、陰性と判定して実際に陰性である“真陰性”を専門医と同等に指摘できる診断支援装置を実現できれば、“人工知能は見逃さない”ことになり、検診などのニーズを満たす。**(図2)**

検診では、専門的診断能力を持つ医師の不足により、陽性を見落としたり、陽性の発見が遅れたりする事態が起こることが考えられる。こうした事態は医療水準の低い地域や疾病リスクのある人口が医師に比べて多い地域などで起こりがちである。検診対象者の多くが陰性であることを考えると、専門医は、検診にあたるよりも、陽性である実患者の治療にあたる方がよい。その場合、まず非専門医による“専門医が診断すべき対象か否か”のスクリーニングが欠かせない。そこで、非専門医による“専門医の診断不要”という見落としよりも、人工知能による見落としの発生率の方が低ければ、人工知能が合理的かつ倫理的に適用すべき手法となる。そして陽性ならば専門医の診療を受けることになるし、偽陰

●図1—診断支援、候補の指摘

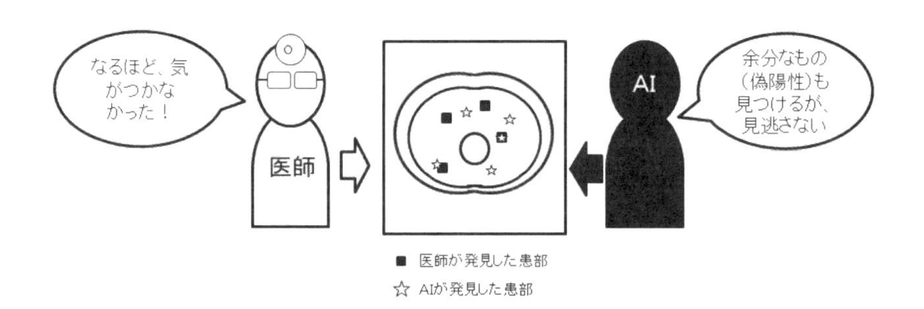

性でも次回検診までの暫定的診断とすれば、人工知能が医師を支援する役割を逸脱しない。

専門医不足への対応策として、人工知能により疾患を診断ことは有用であり、診断可能な疾患も少なくないと考えられる。IDx-DRが検出する糖尿病性網膜症もその一つである。元々人口の多い疾病リスクであれば、人工知能の活用により、医師の負担軽減と患者の早期発見が共に実現できる。

3. 診療の質と効率を向上させるIDx-DR

糖尿病性網膜症で失明する患者はたいへん多いが、早期発見による予防が可能である。しかしながら早期発見ができる機会が少ない。IDx-DRは、成人における視力障害と失明の主要な原因である糖尿病性網膜症に

●図 2—検診

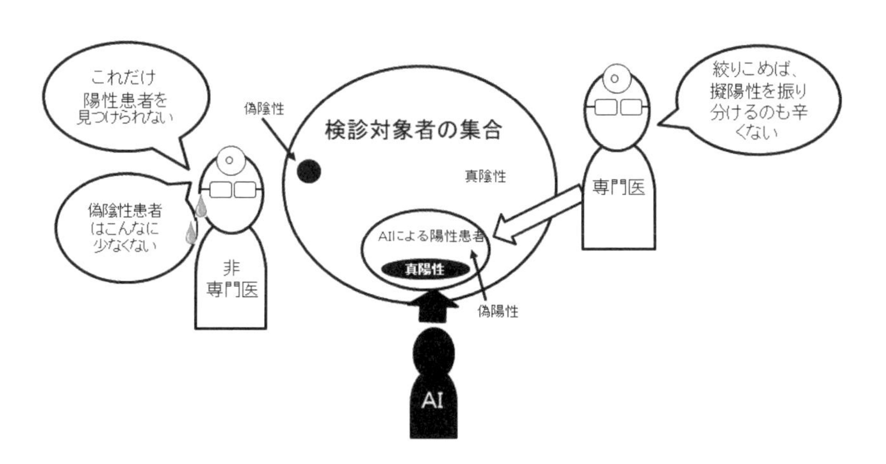

ついて、視覚上の自覚症状や網膜疾患の病歴がない患者のスクリーニングに用いることができる。

不特定の疾患を探索する診察ではなく、糖尿病性の眼科疾患の検診に特化していることが重要である。疾患を検出したら、眼科医による本格的治療を開始する。つまりIDx-DRは、確定診断や診療計画や処方情報を立案するものではなく、また医師の代替や削減を狙うものでもなく、眼科医師による診療の必要性を判別するものである。対象疾患が限られるので、すべての眼科検査には適用できないが、糖尿病性網膜症の早期発見に高い性能を有し、早期治療の機会を作り出す。しかし高い診断性能を持つが、存在する疾患を検出できない（偽陰性）か、存在しない疾患を検出してしまう（偽陽性）可能性がある。そのため、後述の通り、人工知能のみで診療が完結しない手順で使用される。

IDx-DRの対象患者は糖尿病性網膜症と診断されたことのない糖尿病の22歳以上の成人である。視覚に関する自覚症状のない糖尿病患者を対象として、網膜症の検出のみを狙い、他の眼科疾患には適用できない。また視覚に自覚症状のある患者の診断にも用いることができない。例えば、視力喪失、かすみ目、飛蚊症、黄斑浮腫の患者、さらに網膜の注射や手術、レーザー治療の履歴がある患者は対象外である。

前項の通り、検診は専門的診療に至る前の医療行為であり、対象者の多くが専門的診療の必要性がないのであって、ここに人数が少ない眼科専門医をあてることは難しい。IDx-DRの導入により、眼科医が不足する地域や施設でも、プライマリケア医により検診ができることで、地域格差に妨げられずに、対象患者の発見とタイムリーな治療が可能になる。また眼科診療の機会がなく、眼科医の管理が届かない糖尿病患者のリスク削減にも寄与できる。医療提供側から見れば、本当に専門医療を必要とする患者に絞って人的資源を投入することができる。つまり診療の質と効率の双方の向上が期待できる。

IDx-DRは診療現場で医療者が使用する機器であり、患者による自己点検や健康管理に用いる機器ではない。適切な品質のカラー眼底写真を診断エンジンに与える必要があり、撮影装置として株式会社トプコンのTRC-NW400フルオートー眼底カメラ[7]の使用が、米国FDA認可の条件となっている。本体はソフトウェアであり、セキュアな環境のインターネットに接続されたサーバー上で稼働する。**図3**に示すように、運用の流れとして、第一に眼底カメラを使用できる医療者が片目につき2つの画像を撮影する。その画像をIDx-DRのサーバーに送信する。IDx-DRは画像を分析し、1分未満で結果を出力する。その際に、専門の医師が診断結果を評価や確認する必要はなく、IDx-DRにより自動診断された結果を直接に利用できる。疾患が検出されなかった場合は12か月後に再検査を行い、検出された場合は、眼科の専門医に紹介する。いずれの場合

●図 3—診断の流れ

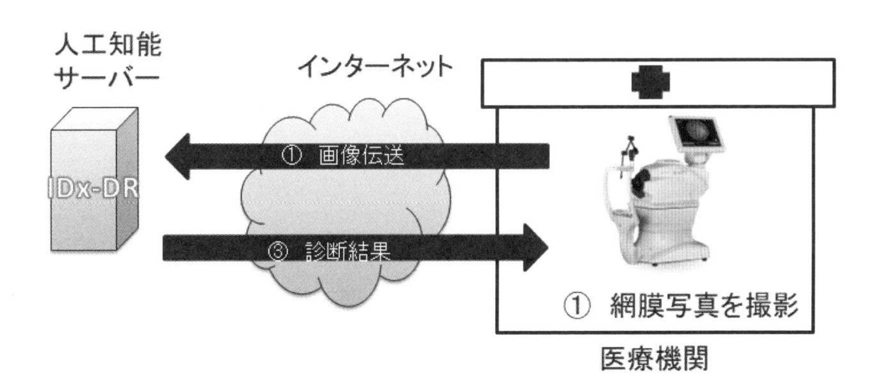

も、医師の判断を経ずに診療が終了せず、どこかの時点で医療の介入が存在し、偽陰性などの診断ミスが発生しても、放置されることはない。

同社ホームページ[8]によると、臨床試験で、IDx-DRは中等度以上の糖尿病性網膜症患者を100%検出、96%以上の糖尿病性黄斑浮腫患者を眼科医による再検査に誘導、糖尿病性網膜症や黄斑浮腫の精密検査や治療が不要な患者の再検査を91%削減した。性別、人種などによるバイアスが少なく、平等に機能するために、200万件超の学習データによる深層学習も行った。

IDx-DRの販売対象地域は、米国以外では、デンマーク、ポーランド、オランダ、ドイツ、オーストリア、ベルギー、ルクセンブルグ、スイス、トルコ、スペイン、南アフリカであり、世界的に販路を拓いている。

4. FDAによるデノボ承認

FDAのニュースリリース[9]によれば、FDAは2018年4月11日、軽症以上の糖尿病性網膜症を人工知能で検出する初の医療機器IDx-DRを承認した。株式会社トプコンのTRC-NW400フルオート眼底カメラで撮影された網膜画像を分析して診断するソフトウェアとしての承認である。

承認取得のための臨床試験では、10か所の臨床フィールドの900人の糖尿病患者の網膜画像を評価した。IDx-DRが糖尿病性網膜症患者を軽症でも検出できる頻度を評価できるようデザインされた研究計画により評価された。その結果、正答率87.4%の真陽性で糖尿病性網膜症の患者を識別でき、89.5%の真陰性で対象外の患者を識別できた。

IDx-DRは、人工知能による初の医療機器なので、承認審査では比較対照できる機器がなかったが、健康被害のリスクが低いことから、デノボ（De Novo）申請により審査の簡便化を求めた。通常、類似機器がない新規技術による機器では、クラスⅢ（高度管理医療機器）として審査される。しかしながらリスクが低い機器を厳しく長期に審査することは、患者にも製販企業にも損失が大きい。そこで適切な情報を添えて申請して、裁可されれば、クラスⅠ（一般医療機器）やクラスⅡ（管理医療機器）として審査を受けることが可能となる。それがデノボ申請であり、IDx-DRでも活用された。

また、審査の迅速化などを図るブレイクスルーデバイスプログラムも適用され、FDAと申請者の間の様々な追加情報の提出や審査情報のフィードバックが、効率的かつ集中的に進められた。この適用を受けるには、申請対象機器が、重篤な疾患への効果的な診断や治療を提供すること、画期的で代替技術が無いこと、承認済み製品よりも大きな利点があること、その機器が患者への最善の利益をもたらすことが条件である。IDx-DRは、それらの情報を揃えて申請して、適用を受けた。それらの結果として、審査が進められて、IDx社（当時）にIDx-DRのデノボ販売承認が与えられた。

デノボ申請やブレイクスルー デバイスプログラムは、IDx-DRの審査以前から存在する制度で、新規技術による医療機器の開発や普及を促進する制度的推進力として注目に値する。さらにIDx-DRの販売承認を公表するニュースリリースでFDAは、「安全かつ効果的なデジタルヘルス機器を促進する」姿勢を表明している。

5. メディケアでの保険診療

IDx-DRは、米国の診療報酬項目であるCPTコードに92229として収載されている。また高齢者向け公的医療保険制度メディケアの中で報酬価格が57.12ドルと定められている。これは診断と管理のための片眼・

両眼の網膜画像に関する臨床現場での自動診断およびレポート作成のための報酬とされている。この価格は眼底写真の診断とレポート作成に関するCPTコード92250に類似するもので、Digital Diagnostics社は115.71ドルを要望したが認められなかったなどの経緯も示されている[10)]。

メディケアにおいて、IDx-DRの診療報酬の中の技術料を定める議論が続いており、まだ確定していない。ソフトウェアアルゴリズムや人工知能の技術に関して、医療提供上の負荷（技術やストレス）を表す相対価値単位（RVU：Relative Value Unit）の評価尺度が確立していないためである。分析コストがかかると考えられるが、それ以上の具体的な尺度作りの途上であり、検討は継続されている[11)]。

6. 日本の制度からの視点

IDx-DRのFDA承認は、日本でも大きな衝撃となり、様々なプログラム医療機器の研究開発が一気に加速した。国立研究開発法人日本医療研究開発機構（AMED）の臨床研究等ICT基盤構築・人工知能実装研究事業[12)]が既に開始されていたが、薬事承認などで遅れたとの意識が拡がった。

ただし独立行政法人医薬品医療機器総合機構（PMDA）では2012年頃からソフトウェア薬事承認として、プログラム医療機器に関する検討が始まっていた。2020年にはプログラムなどの最先端医療機器の審査抜本改革（DASH for SaMD）などの動きも始まり、条件付早期承認制度などにより、人工知能、デジタル療法の認可への動きが加速している。

診療報酬制度では、「使用実績を踏まえた再評価に係る申請（チャレンジ申請）」などが整えられた。また、令和4年度診療報酬改定の施設基準においては、人工知能による画像診断に関する項目が取り入れられ、プログラム医療機器等医学管理加算が新設されるなど、大きな変化が始まっている。ただしメディケアにおけるRVUの議論と相通じる、人工知能に関する医療技術評価の議論は、まだ途上である。

なおIDx-DRのメディケアでの扱いは、日本の診療報酬制度での扱いと異なるだろう。メディケア・パートBによる保険償還対象には予防的サービスとして検診などが含まれる点が日本と大きく異なる。日本の診療報酬制度では、発症後に病名を特定するための検査が対象となり、未発症もありうる検診は保険適用とされない場合がある。令和4年度診療報酬改定で、人工知能による画像診断が施設要件入りしたのは、「専門医の見落とし防止や質の向上」が対象であり、IDx-DRのような非専門医の質管理と異なる。SaMDの推進は新たなヘルスケアサービスを生み出す可能性があるが、従来からの医療制度評価の継続では有効性を活用できない恐れがあり、国の制度間の相違も参考に、評価のロジックを考えることが求められる。

[参考文献]

1) M.D.Abràmoff,et.al.Automated and Computer-Assisted Detection, Classification, and Diagnosis of Diabetic Retinopathy,Telemed J E Health. April 2020; 26(4): 544–550

2) M.D.Abràmoff,et.al.Pivotal trial of an autonomous AI-based diagnostic system for detection of diabetic retinopathy in primary care offices,NPJ Digit Med.2018 Aug 28;1:39.

3) Risa M. Wolfet.al..EMERGING TECHNOLOGIES: DATA SYSTEMS AND DEVICES,The SEE Study: Safety, Efficacy, and Equity of Implementing Autonomous Artificial Intelligence for Diagnosing Diabetic Retinopathy in Youth, Diabetes Care 2021;44(3):781–787

4) R.Channa.et.al.Autonomous Artificial Intelligence in Diabetic Retinopathy: From Algorithm to Clinical Application,J Diabetes Sci Technol. 2021 May; 15(3): 695–698.

5）M.D.Abràmoff,et.al.A reimbursement framework for artificial intelligence in healthcare, NPJ Digit Med. 2022; 5: 72.
6）厚生労働省、人工知能（AI）を用いた診断、治療等の支援を行うプログラムの利用と医師法第17条の規定との関係について、医政医発1219第１号平成30年12月19日、https://www.pmda.go.jp/files/000227450.pdf (2022年12月30日アクセス)
7）TRC-NW400フルオート眼底カメラ、https://topconhealthcare.jp/ja/products/trc-nw400/ (2022年12月30日アクセス)
8）Digital Diagnostic社、https://www.digitaldiagnostics.com/ (2022年12月30日アクセス)
9）FDA NEWS RELEASE,FDA permits marketing of artificial intelligence-based device to detect certain diabetes-related eye problems,April 11, 2018,https://www.fda.gov/news-events/press-announcements/fda-permits-marketing-artificial-intelligence-based-device-detect-certain-diabetes-related-eye (2022年12月30日アクセス)
10）Federal Register / Vol. 86, No. 218 / Tuesday, November 16, 2021 / Rules and Regulations, DEPARTMENT OF HEALTH AND HUMAN SERVICES,Centers for Medicare & Medicaid Services,https://www.govinfo.gov/content/pkg/FR-2021-11-16/pdf/2021-24011.pdf (2022年12月30日アクセス)
11）DEPARTMENT OF HEALTH AND HUMAN SERVICES,Centers for Medicare & Medicaid Services,Medicare Program; CY 2022 Payment Policies under the Physician Fee Schedule and Other Changes to Part B Payment Policies,https://public-inspection.federalregister.gov/2021-23972.pdf (2022年12月30日アクセス)
12）国立研究開発法人日本医療研究開発機構、健康・医療データ研究開発課 臨床研究等ICT基盤構築・人工知能実装研究事業,https://www.amed.go.jp/program/list/14/02/002.html (2022年12月30日アクセス)

0209

頭蓋内出血等の通知プログラム：Viz ICH

鈴木孝司（公益財団法人医療機器センター）

[会社概要]

商号：Viz.ai, Inc.（ビズ・エーアイ）
所在地：米国カリフォルニア州サンフランシスコ
代表取締役社長：Christopher Mansi
会社設立年：2016年
医療機器への参入時期（年）：2016年
資本金：資金調達のシリーズDまでに2億5000万米ドルの出資金を得ている
主な出資元：エンジェル投資家、ベンチャーキャピタル、プライベートエクイティファンド等
主要製品：CT画像を解析するソフトウェア。AI技術を活用。
薬事認可所得状況：FDAの510(k) 6品目を有する医療機器製造販売業
海外展開：CEマーキング取得

[会社沿革]

2016年9月1日発表　転換社債で5万米ドルを取得
2016年10月5日発表　資金調達のシードラウンドで200万米ドルを取得
2017年5月24日発表　シードラウンドで750万米ドルを取得
2018年2月13日　ContaCT（後に製品名をViz LVOに変更）のDe Novo[注1] 承認取得
2018年4月20日　Viz CTPの510(k)[注2] 取得（K180161）

2018年7月18日発表　資金調達のシリーズAで2100万米ドルを取得
2019年10月23日発表　資金調達のシリーズB で5000万米ドルを取得
2020年3月18日　Viz ICHの510(k) 取得（K193658)
2021年3月23日　Viz ICHの510(k) 取得（K210209)
2021年5月17日発表　資金調達のシリーズCで7100万米ドルを取得
2022年2月18日　Viz ANEURYSM Viz ANXの510(k) 取得（K213319)
2022年4月7日発表　資金調達のシリーズDで1億米ドルを取得
2022年7月25日　Viz SDHの510(k) 取得（K220439)
2022年8月29日　Viz RV/LVの510(k) 取得（K221100)
2022年10月21日 Viz LVOの510(k) 取得（K223042)

（注1）デノボ。米国FDAの医療機器の審査プロセスの一種。通常、先行する類似の医療機器（predicate device）がない新規性の高い製品の場合、クラスIIIに分類され、PMAという承認申請（最もハードルの高い審査プロセス）となるが、当該製品が低～中レベルのリスクの場合、リスクに応じてクラスIまたはIIにクラス分類を変更するという仕組みである。

（注2）ファイブテンケー。米国FDAの医療機器の審査プロセスの一種。低～中レベルのリスクを有する医療機器のうち、先行する類似の医療機器が存在していてそれと実質的に同等であれば、比較的低いハードルで審査が行われる仕組み。

1. 医療機器Viz ICHの概要

Viz ICH（ビズ・アイシーエイチ、ICHはintracranial hemorrhageの略で頭蓋内出血の意味）は、急性期に撮像された脳の非造影CT画像を、人工知能アルゴリズムを使用して解析し、頭蓋内出血の疑いがあることを神経血管外科や脳神経外科の専門医に通知するプログラムである。モバイルアプリによる通知で診断用画像の閲覧を専門医に推奨すると同時に、モバイルアプリ上で画像のプレビューも可能となっている。ただし、モバイルアプリ上のプレビュー用画像は圧縮されている場合があり、診断用としての使用はできず、あくまで情報提供のみを目的としている。

通知を受けた医師は、診断用ビューワで非圧縮画像を閲覧し、患者の状態を評価し、治療内容の決定等を行う。Viz ICHの臨床的な位置付けとして、CT画像データの解析とその結果として疑われる頭蓋内出血について医師に通知すること、モバイルアプリでの画像のプレビューを可能にすることまでである。画像上に解析結果を表示したり、出血が疑われる部位をマーキングしたりすることはない（逆にそういった表示をするアプリは、コンピュータ検出支援CADe、コンピュータ診断支援CADxと呼ばれる別の医療機器となる）。また、患者の状態を医師に代わって評価したり、確定診断を下したりすることもない。

最初の510(k) 取得時（2020年3月18日、K193658）には、GE及びGE Healthcare製のCTで撮影した非造影CT画像しか解析対象にできなかったが、翌年に510(k) を取得し直した製品（2021年3月23日、K210209）では、その限定がなくなった。FDAが公表している510(k) サマリーには、GE Medical SystemsのLightSpeed VCT、Optima CT660、Revolution EVO、Revolution HD、BrightSpeed、SiemensのSensation 64、SOMATOM Definition AS+、SOMATOM Perspective、東芝メディカル（現キヤノンメディカル）のAquilion PRIME、Aquilionで撮像した画像に対する性能が示されている。

2. 臨床現場に起きる変化

通常の臨床現場の標準のワークフローとして、患者のCT撮像後にその画像から患者の状態を評価し、治療方針の決定等を行うが、Viz ICHはそのワークフローに並行した追加のワークフローを構築するものである。言い換えると、標準治療に対して、それと同じあるいはプラスの影響を持つものである。

具体的に、Viz ICHの出力結果と紐づけて説明する。

① Viz ICHが正しく頭蓋内出血の疑いありと解析した場合（True Positive）

Viz ICHにより構築された標準のワークフローと並行するワークフローから通知を受けることで、医師が標準のワークフローに着手するまでの時間が短縮される。そのため、患者にはプラスの影響が期待される。

② Viz ICHが誤って頭蓋内出血の疑いなしと解析した場合（False Negative）

Viz ICHからの通知が行われなくても、医師は通知の有無に関わらず標準のワークフローに従って、患者の状態の確認、治療方針の決定を行うため、通常と同じ診療が行われViz ICHによるプラスの影響は期待されないものの、患者にはデメリットは生じない。

③ Viz ICHが誤って頭蓋内出血の疑いありと解析した場合（False Positive）

Viz ICHにより構築された並行するワークフローから通知を受けることで、医師が標準のワークフローへの着手がより早まる。しかし、医師は診断用画像を確認し、頭蓋内出血がないことを確認すれば、Viz ICHからの通知を無視することができる。そのため、情報提供の通知だけにとどまることによって、不要な追加的検査や治療が発生することはなく、患者への影響はない。また、わずかに医師の時間を無駄にすることにはなるが、患者へのデメリットではない。

④ Viz ICHが正しく頭蓋内出血の疑いなしと解析した場合（True

Negative)

Viz ICHからの通知が行われなくても、医師は通知の有無に関わらず標準のワークフローに従って、患者の状態の確認、治療方針の決定を行う。医師が、頭蓋内出血がないことを確認することで、通常と同じ診療が行われるため、患者にはメリットもデメリットも生じない。

つまりViz ICHの解析結果が仮に誤っていたとしても、標準のワークフローにおいて診療が行われることから患者にはデメリットは生じない。一方でViz ICHの解析結果が正しかった場合には標準のワークフローと変わらない、あるいは標準のワークフローに着手するまでの時間が短縮されるというメリットが期待される。

そのための評価試験が行われており、Viz ICHによる専門医への通知までの平均時間と標準治療における通知までの時間を比較している。最初の510(k)の製品では、Viz ICHを用いた場合は0.49±0.15分に対して、標準治療では38.2±84.3分となっており、Viz ICHを用いた場合の時間が大幅に下回っている結果となっている。510(k)の再取得後の製品では、Viz ICHを用いた場合は0.49±0.08分であるのに対して、標準治療では18.3±14.2分となっている。標準治療の場合の時間がかなり異なっているものの、大幅な時間短縮が期待されることには変わりなく、このデータは、医師が標準のワークフローにより早期に着手する機会があることを示すものである。

3. Viz ICHの性能評価

では、実際のところ、AIはどれほど正しく解析し、通知してくれるのだろうか。これについても評価試験が行われている。

経験が豊富な神経放射線科医による診断結果を正解と位置付けて、感度・特異度を評価した。ここで感度とは、神経放射線科医によって頭蓋内出血があると診断された画像に対して、Viz ICHの解析結果が頭蓋内出血ありとなる割合を意味する。特異度とは、神経放射線科医によって頭蓋内出血がないと診断された画像に対して、Viz ICHの解析結果が頭蓋内出血なしとなる割合である。

最初の製品では、感度93%（87%～97%）、特異度90%（84%～94%）、510(k) 再取得後の製品では感度95%（91%～98%）、特異度96%（92%～98%）となっている。カッコ内の数値は信頼区間と呼ばれる統計学的な誤差範囲を示す。

また性能を示す指標の1つであるAUCも示されている。AUCとは、Area Under the Curveの略であり、感度と特異度のバランスを示すROC曲線[注3]の下側の面積を示している。ここでは詳細の説明は割愛するが、完全に正解と一致した解析結果を示す場合のAUCは1、ランダムな結果を返すような全くの当てずっぽうの場合のAUCは0.5となる。最初の製品では、AUCは0.96、510(k) 再取得後の製品では0.97と、優れた結果を示している。

（注3）Receiver Operating Characteristic curve。元はレーダー技術で使われる考え方。感度を上げようとするとノイズを拾いやすくなり特異度が下がる、特異度を上げようとすると必要な信号を拾わなくなり感度が下がるという特性を示したグラフで、臨床検査等の医学領域でも広く使用されている。

4. 薬事規制等への対応

(1) デノボ承認製品をベースとした展開

Viz.ai, Inc.としては、米国FDAでの許認可を取得したのはViz ICHが最初の製品ではなく、図に示すように、ContaCT（後にViz LVOと製品名を変更、以下Viz LVO）が最初である。この製品はデノボ（De Novo）承認を受けた製品となり、さらにViz LVOを先行する類似の医療機器（predicate device）として、Viz ICHは510(k)を取得している。Viz LVOの製品の位置付けを理解することがViz ICHの理解のためには重要であるので、ここで解説する。

Viz LVO（ビズ・エルブイオー、LVOはlarge vessel occlusionの略で脳主幹動脈閉塞の意味）は、急性期に撮影された脳の血管造影CT画像を解析し、血管閉塞の疑いがあることを脳血管治療専門医に通知し、診断用画像の閲覧を推奨するものである。画像は、モバイルアプリでプレビューが可能である。

Viz ICHが頭蓋内出血の疑いを通知、Viz LVOが血管閉塞の疑いを通知するという違いはあるものの、両製品ともCTの画像を解析して事前に定められた臨床症状が疑われる場合に医師に通知したり、モバイルアプリでプレビュー画像を表示しつつも診断用の高品質な画像を確認するように促したり、さらに患者の状態を医師に代わって評価・確定診断を下したりするものではないという点で共通する。また、前述のように、標準の診療のワークフローと並行した新たなワークフローが追加されるものであり、仮に解析結果が誤っていたとしても、標準のワークフローにおいて診療が行われることから患者にはデメリットは生じず、一方で解析結果が正しかった場合には標準のワークフローと変わらない、あるいは標準のワークフローに着手するまでの時間が短縮するというメリットが期待されるという点も共通をしている。

性能を評価する試験についても時間短縮の観点と、感度・特異度の観点で行われている。血管造影CTの撮像から通知までの時間は、標準治療の場合、平均値58.72分（平均値の両側95%信頼区間は[46.21, 71.23]）と中央値51.50分であったのに対して、Viz LVOを使用した場合には平均7.32分（平均値の両側95%信頼区間は[5.51, 9.131]）、中央値5.60分であった。文献での報告は66分とのことであり、評価試験を行った施設で特段に長い時間を要しているものではなく、また一方でViz LVOを使用することで通知までの時間が大幅に短縮されたことがわかる。また2名の神経放射線医による診断結果を正解とした性能評価試験では、感度87.8%（81.2%-92.5%）、特異度89.6%（83.7%-93.9%）の結果であった。AUCは0.91であった。

脳卒中は脳に酸素を運搬する血液の流れが遮断される疾患であり、脳に損傷を与え、長期障害や死に至ることもある重篤な疾患である。米国疾病対策予防センター（Centers for Disease Control and Prevention）によれば、脳卒中は米国における死因の第5位であり、成人の深刻な身体障害の主な原因となっており、米国では毎年約79万5000人が罹患している。緊急の治療を必要とする疾患であることから、Viz LVOがいち早く検出することで、患者が血栓除去術やtPA（血栓を溶かす薬剤）投与により早く移行できるという点で、虚血性脳卒中に起因する障害を減らすことが期待されている。

Viz LVOでのAIを用いた画像解析とその結果の使用方法（通知のみ）、標準のワークフローと並列する新たなワークフローの追加、患者へのメリットはあれどもデメリットは生じない、等々の考え方の整理が行われていたことが、Viz ICHの510（k）取得には極めて重要であったと考えられる。

なお、Viz LVOは図に示す通り2022年10月21日に再度の510（k）取得を取得し直している（K223042）が、モバイルアプリ上での表示に関する変更であり、医療機器としての本質的な部分についての変更はない。

(2) より細かいレベルの診断を可能とする製品への展開

Viz ICHをpredicate deviceとして、2022年7月25日にはViz SDH（ビズ・エスディーエイチ、SDHはsubdural hemorrhageの略で硬膜下出血の意味）の510(k)を取得している（K220439)。Viz ICHでは硬膜下出血を含む頭蓋内出血の疑いを通知していたのに対して、この製品では硬膜下出血の疑いを通知するものである。より限定された病状の疑いを通知することができるようになっている。

それ以外の製品の機能については、医師への通知のみであり、医師の診断に代わったり、確定診断を下したりするものではないこと、通知に基づいて診断用画像を閲覧することを推奨するものであり、モバイルアプリはプレビュー画像の閲覧しかできないといった点等は全て共通している。

Viz SDHでも同じく通知までの時間と、感度・特異度の性能評価試験が行われた。通知までの時間については標準のワークフローとの比較ではなく、標準のワークフローと比較して十分に短い時間での通知が可能であることが既に示されているViz ICHとの比較で行われた。Viz SDHを用いた場合の通知までの時間は平均1.15±0.57分であり、Viz ICHの平均時間1.15±0.83分と同程度であった。感度・特異度については経験豊富な神経放射線科医の診断を正解として評価が行われ、感度94%（90%〜97%)、特異度92%（89%〜95%）の結果となった。AUCは0.96であった。

このように、Viz LVOからViz ICH、そしてViz SDHと段階的に機能を追加しながら、各々の段階で製品を上市していることは、プログラム医療機器としての1つの特徴と考えられるだろう。

(3) 関連疾患への水平展開としてのラインナップ追加

もう1つのプログラム医療機器の特徴として考えられるのが、プラットフォームとしての展開である。これまでに説明した製品は図左側に示すViz LVO（ContaCT）の派生として展開してきた製品であったが、Viz.ai, Inc.としては、図右側に示す、その他の製品も有している。それらについて紹介する。

① Viz CTP（2018年4月20日K180161）

Viz CTP（ビズ・シーティーピー、CTPはCT perfusionの略でCT灌流画像の意味）は脳のCT灌流画像を解析し、以下の灌流関連パラメータを算出するプログラムである。

－脳血流（Cerebral Blood Flow、CBF）
－脳血液量（Cerebral Blood Volume、CBV）
－平均通過時間（Mean Transit Time、MTT）
－残差関数時間-ピーク値（Residue function time-to-peak、TMax）
－動脈入力関数（Arterial Input Function、AIF）

Viz CTPは、アイスキーマ・ビュー社（IschemaView）のRAPID（K121447）をpredicate deviceと設定して510(k)を取得している。RAPIDがMRI及びCTの灌流画像解析に対応しているのに対して、Viz CTPは、CT灌流画像に限定されているという点で、機能としてはpredicate deviceの一部分のみが実装されているに過ぎない。

通常であれば競合と比較して機能が制限されている製品をどのように顧客にアピールして行くか、というのは難しい問題であるが、Viz CTPの場合は大きな問題ではないと考えられる。というのも、Viz.ai, Inc.は、Viz LVOを始め、CT画像を対象とした解析プログラムを軸に据えており、灌流画像の解析という点だけを見れば、MRI灌流画像の解析が可能なRAPIDには劣っているかもしれないが、CT画像の統合解析プラットフォームを提供する中での、1つの機能として考えれば、MRI灌流画像の解析は必要がないとも想像できるからである。

② Viz ANEURYSM Viz ANX（2022年2月18日K213319）

Viz ANEURYSM Viz ANX（ビズ・アニュウリズム、ビズ・エーエヌエックス、Aneurysmは動脈瘤の意味）は、頭部の血管造影CTを解析し、直径4mm以上の動脈瘤の疑いのある症例について強調表示をすることで、診療の優先順位をつけたり、トリアージをしたりするために使用するプログラムである。この製品でも同様にプレビュー画像の表示は可能であるものの、診断は元の診断用画像を閲覧する必要がある。画像上で動脈瘤が疑われる箇所の表示をしない点や、患者の状態を医師に代わって評価したり、確定診断を下したりするものではない点は他の製品と共通である。

他の製品と同様に通知までの時間の評価が20症例を対象に行われた。最短6.6分、最長174.5 分、平均は3.67分、中央値は3.39分であった。標準のワークフローにおいて、平均43.6分、中央値27.0分であったことと比べると、放射線科医がいち早く対応可能になることが示されている。また神経放射線科医による診断結果を正解とした性能評価試験も行われており、感度93%（83%-98%）、特異度89%（85%-93%）であり、AUCは0.967（95%信頼区間0.936-0.997）であった。

この製品はuAI EasyTriage-Rib（K193271）という製品をpredicate deviceとして設定しており、当該製品は胸部CT画像から肋骨の3か所以上の骨折を検出することを目的としたプログラムである。一見、全く位置付けの異なるプログラムであるが、米国の510(k)では、このようにかなり異なっている製品であっても、実質的同等（substantially equivalent）とみなされることが珍しくない。

③　Viz RV/LV（2022年8月29日K221100）

Viz RV/LV（ビズ・アルブイエルブイ、RV/LVはRight Ventricle/Left Ventricleの略、右心室/左心室）はViz.ai, Inc.がCT画像の統合解析プラットフォームの提供を目指していることをより強く印象付ける製品である。Viz RV/LVは肺動脈造影CTを対象に、人工知能を用いた解析を行い、心臓の右心室と左心室の最大径を測定し、その比率をレポートするプログラムである。

これまでの製品が、症状が疑われる症例に関する通知を行うのみだったのに対して、この製品では、心室の測定値を示す注釈付き画像を提供する。具体的には、心室解析の結果を要約し、右心室及び左心室の最大径を測定したスライスを表示する。そして右心室と左心室の最大径を計測した線は、元の画像データ上に重ねて表示され、右心室と左心室の最大径の長さ、その比率も併せて表示される。もちろん、その結果のみを

●図─ビズ・エーアイ社（Viz.ai, Inc.）の製品概要

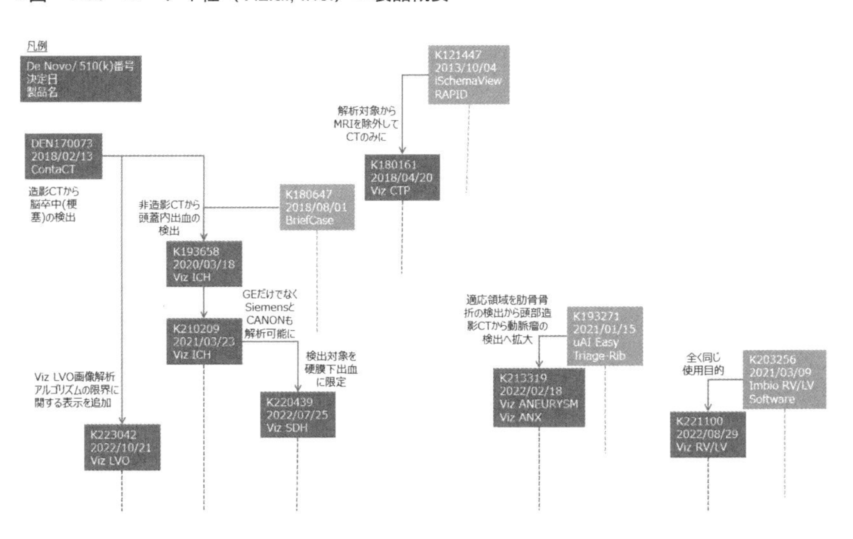

（米国FDAの公開データより独自に作成）

もって、臨床的な意思決定に使用することを意図したものではなく、また医師による臨床的な観点での画像評価を妨げるものでもない。

Viz RV/LVの510(k) を取得したことは2つの点で興味深い。1つは、predicate deviceとなっているインビオ社（Imbio）のRV/LV Software（K203256）と全く同じ機能の製品となっていることである。Viz CTPにおいて総合的なラインナップを考えた場合、単体の製品が必ずしも競合品と比較して優れた製品である必要はないことを述べたが、本製品も同じ立ち位置にあるものと考えられる。そしてもう1点はこれまでの他の製品が脳のCT画像解析をターゲットにしていたのに対して、胸部循環器領域に製品の対象を拡大したことである。

以上の3製品も踏まえて、Viz.ai, Inc.は2018年2月13日にDe Novo承認を取得したContaCT（現Viz LVO）を皮切りに、CT画像を解析対象とした統合プラットフォームの構築を目指しているようであり、Viz.ai, Incのウェブサイトにおいても、放射線科や循環器領域を対象として、VizTM Radiology Suite、VizTM Cardio Suiteと名付けられた複数製品を組み合わせて全体のワークフローを最適化するソリューションが紹介されている。今後も類似の診療領域にターゲットを拡大していくことが予想される。

5. 資金調達

2016年の転換社債に始まり、その後、シードラウンドからシリーズDまでで、エンジェル投資家、ベンチャーキャピタル、プライベートエクイティファンド等から合計2億5000万米ドルの出資金を得ている。

6. 特許戦略

2018年から現在にかけて、Christopher Mansi（CEO）やDavid Golan（CTO）を発明者に含む特許を多数取得している。

7. 保険適用

Viz ICHは現時点では米国での公的保険制度であるメディケアの対象とはなっていないが、最初の製品であるViz LVOはメディケアの対象となっているので、参考までに簡単に紹介する。

米国の公的保険制度であるメディケアにおいて、予定支払制度（Prospective Paymcnt System、PPS）という診療報酬の支払制度があり、あらかじめ決められた固定額に基づいて支払いが行われる。特定のサービスに対する支払額は、そのサービスの分類システム（例えば、入院患者サービスに対する診断関連グループ）に基づいて算出される。その中で、入院患者を対象としたIPPS（Inpatient PPS）があり、さらにその中に、新規技術に対する付加的支払いを行うNTAP（New Technology Add-on Payment）がある。Viz LVOはその対象となっており、2021年度の償還額は1040米ドル（上限額）となっている。

NTAPは製品が市場に流通を開始してから3年間のみ適用されるシステムであり、ただし満3年を迎える日が年度（Fiscal Year）の後半にある場合は追加で1年間の延長が行われる。Viz LVOの場合、2018年2月13日にDe Novo承認を取得したが、2018年10月1日に市販を開始したため、2021年10月1日で満3年となるも、その日が2021年度の後半であるため1年の追加が行われた。よって2022年10月1日までがNTAPの対象期間となっていた。

[参考文献]

1）Viz.ai ウェブサイト https://www.viz.ai/

2）米国FDAプレスリリース https://www.fda.gov/news-events/press-announcements/fda-permits-marketing-clinical-decision-support-software-alerting-providers-potential-stroke

3）Crunchbase https://www.crunchbase.com/organization/viz

0210

心エコー検査支援アプリ：Caption Guidance

鈴木孝司（公益財団法人医療機器センター）

[会社概要]

商号：Caption Health, Inc.（キャプションヘルス）
所在地：米国カリフォルニア州ブリスベン
代表取締役社長：Steve Cashman
会社設立年：2019年10月1日（Bay Labs, Inc.から名称変更）
医療機器への参入時期：2019年10月1日（Bay Labs時代から）
資本金：資金調達のシリーズBまでに6240万米ドルの出資金を得る
主な出資元：ベンチャーキャピタルや個人投資家、Edwards Lifescience
主要製品：超音波画像診断装置と併用するソフトウェア（AI技術を活用）
薬事認可取得状況：FDAの510(k) 2品目を有する医療機器製造販売業者
海外展開：CEマーキング取得

[会社沿革]

2014年5月12日発表　米国国立科学財団（NSF）のグラント14万8800米ドル取得
2015年1月30日発表　資金調達のシードラウンドで220万米ドル取得
2016年4月13日発表　米国NSFのグラント140万米ドル取得
2016年12月9日発表　資金調達のシリーズAで570万米ドルを取得
2018年6月14日　EchoMD Automated Ejection Fraction Softwareの510(k) 取得

(K173780)
2018年12月10日発表　Edwards Lifescienceとの共同開発を発表
2019年10月1日　社名をBay LabsからCaption Health, Inc.へ変更
2020年2月7日　Caption GuidanceのDe Novo認証取得（DEN190040）
2020年4月16日　Caption Guidanceの510(k) 取得（K200755）
2020年7月15日発表　資金調達のシリーズBで5300万米ドル取得
2020年7月22日　Caption Interpretation Automated Ejection Fraction Softwareの510(k) 取得（K200621）
2020年9月18日　Caption Guidanceの510(k) 取得（K201992）
2022年1月19日　Caption Interpretation Automated Ejection Fraction Softwareの510(k) 取得（K210747）

1. 医療機器Caption Guidanceの概要

Caption Guidance（キャプション・ガイダンス）は、人工知能と機械学習の成果を用いて、心臓の超音波検査（心エコー検査）を支援するアプリである。適切な検査ができるようにトランスデューサー(注1)をどのように動かせばいいかガイドしたり、いま映し出されている画像の品質を評価したり、一定品質以上の画像が撮れたタイミングで自動保存をしたりする機能を持つ。ただし、このアプリは、あくまで検査を支援するだけであり、得られた画像が十分な品質であるかの確認や、その画像を用いた解析や診断は、資格を有する医療従事者に限定される。

(注1) プローブとも呼ばれる構成品であり、患者の検査したい部分に押し当てることにより、その場所の超音波画像が見られる。

2. 臨床現場に起きる変化

米国疾病対策予防センター（Centers for Disease Control and Prevention）によれば、心臓病は米国における主要な死因であり、亡く

なる4人に1人、つまり約64万7000人のアメリカ人が毎年心臓病で亡くなっている。心臓病には、いくつかのタイプがあり、最も一般的なのは冠動脈疾患で、心臓発作を引き起こす可能性がある。他には、心臓の弁が侵されたり、心臓のポンプ機能が低下して心不全を引き起こしたりする。そういった病気の特定のためには、心電図検査、ホルター心電図検査、心臓超音波（心エコー）検査などの心臓の検査が必要である。

心エコー検査は、心臓の構造や機能に関する評価を行う上で非常に価値の高い方法である。超音波診断装置の小型化によって心エコー検査はベッドサイドでも行えるようになり、さらには病院外でも可能となっており、その結果、心臓の検査における第一線に位置付けられる重要な手法となっている。しかし、心エコー検査はオペレーターたる医療従事者の手技レベルに依存する検査手法であり、オペレーターの熟練度によって検査結果の質にばらつきが生じる。また心エコー検査のトレーニング

●図—キャプションヘルス社（Caption Health, Inc.）の製品概要

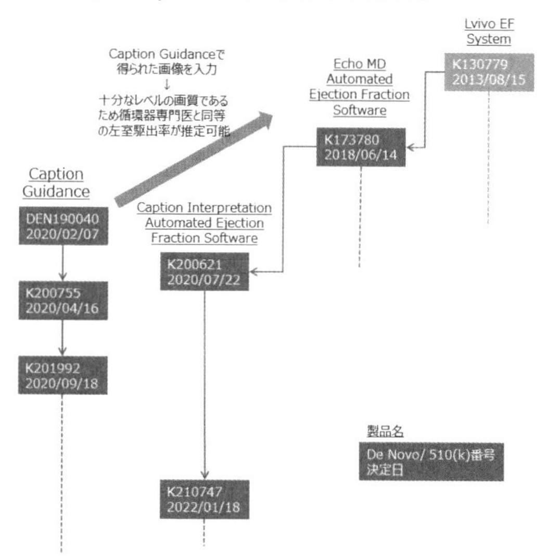

（米国FDAの公開データより独自に作成）

には多大な時間を要することから、心エコー検査ができる熟練したオペレーターが不足しているという現状がある。

この問題に対して、Caption Guidanceは、検査品質にばらつきが生じないよう、熟練したオペレーターでなくとも標準的な心エコー画像の取得ができるよう、オペレーターをガイドするものである。これによって、熟練者ではないオペレーターであっても安全で効果的な心エコー検査が可能となることで、心エコー検査へのアクセスを増やし、患者の救命に繋がることが期待されている。

3. Caption Guidanceの機能

Caption Guidanceは人工知能を利用して、心エコー検査に熟練していない医療従事者であっても、熟練したオペレーター（検査者）が持つ知識を使った心エコー検査の模倣ができるようにガイドするアプリである。熟練の検査者が実施した心エコー検査の画像を学習データとして機械学習を行い、心臓の様々な方向からの断面を描出できるよう、トランスデューサーを理想的な姿勢に導く。具体的には成人患者における心エコー検査（2次元経胸壁心エコー法：2D-TTE）においては、リアルタイムでトランスデューサーの姿勢に関する指示を出し、標準的な画像が得られるようにする。このアプリは主に以下の４つの機能から構成される。

①　クオリティーメーター機能

画像の質をリアルタイムに評価して検査者にフィードバックする機能である。検査者は次に示す②ガイダンスの機能に従ってトランスデューサーを動かすことでクオリティーメーターの値が改善することを確認して、さらに高品質の画像を得ることができる。

②　ガイダンス機能

最適な画像が得られるように、トランスデューサーをどのように操作すればよいか、検査者に指示を出す機能である。Caption Guidanceは機械学習を用いて、心エコー検査として許容できる画質と許容できない画質を区別できるようになっており、これに基づいて、検査者が診断において利用可能なレベルの標準的な心エコー画像やビデオクリップを取得できるよう指示を出す。

③　自動キャプチャ機能

診断に十分な画質であると予測された場合に、自動的に画像やビデオクリップを保存する機能である。熟練の検査者であれば、診断に十分な画質であると自ら判断して保存を行うが、その判断を自動化して保存を行うものである。保存されたビデオクリップの中から検査者自らが最高の瞬間を切り出すことが可能である。

④　ベストクリップ機能

検査者がトランスデューサーを操作している間も画質はリアルタイムに評価されており、診断に十分な品質の画像が得られなかったとしても、自動保存されたビデオクリップの中から最も良かった部分に遡って記録することが可能である。

重要なポイントとして、これらの機能は心エコー検査を支援するためのものであって、最終的に画像やビデオクリップを確認するのは、専門の医療従事者であるという点である。検査を自動化したり、医師に代わって判断を下したり、確定診断を下すものではない。

なお、組み合わせて使用可能な機器には制限があり、Teratech（テラテック）社の3200t対応Terason 4V2A リニアフェーズドアレイプローブと組み合わせて使用することができる。または、Terason uSmart 3200T Plus超音波診断装置（K150533）には、Caption Guidanceの機能が付属品として搭載されている。

4. 性能評価

Caption Guidanceの性能を評価すべく、熟練検査者を対象とした試験と、熟練検査者ではない看護師を対象とした試験の２種類が実施された。

○熟練検査者を対象とした試験

熟練検査者による使用を評価すべく、50名の患者を対象に試験が実施された。まずCaption Guidanceの支援を受けながら心エコー検査を行い、次にCaption Guidance なしで心エコー検査を行った。使用した超音波診断装置はどちらにおいても同じものである。そして得られた心エコー画像を、3名の循環器専門医が評価し、米国救急医学会（ACEP）の心エコー検査品質評価尺度を用いて点数付けした。

その結果、どちらの場合においても高い割合で一定の診断品質の画像を取得することが可能であり、Caption Guidanceの支援を受けながら取得したビデオクリップの画質は、Caption Guidanceによる支援なしのビデオクリップと比較して同等であることを示した。ここで重要なことは、上記③の自動キャプチャ機能により保存された画像の97.85%が診断に十分な品質であり、訓練を受けた検査者でも自動キャプチャ機能を信用して使用できることを示したことである。

◯看護師を対象とした試験

Caption Guidanceは心エコー検査に特化したトレーニングを積んでいない医療従事者でも、適切な心エコー検査を可能にするように設計されていることから、トレーニングを受けていない医療従事者による試験を行った。8人の看護師にまずCaption Guidanceを使用するトレーニングを行い、その後、2次元経胸壁心エコー法（2D-TTE）における10種類の視野（PLAX、PSAX-AV、PSAX-MV、PSAX-PM、AP4、AP5、AP2、AP3、SubC4、SC-IVC）についてCaption Guidanceの支援を受けながら、心エコー画像を撮影した。比較のために、別の熟練検査者が、同じ患者を同じ超音波診断装置で、Caption Guidanceの支援なしに検査し、同じ10種類の視野の画像を撮影した。その後5人の循環器専門医が、看護師によって取得された画像の品質を評価し、また米国救急医学会（ACEP）の心エコー検査品質評価尺度を用いて点数付けした。他者の評価の結果に影響されないように、看護師、熟練検査者、循環器専門医は全員互いに盲検化された。また4つの主要評価項目（左室サイズ、左心機能、右室サイズ、顕著な心嚢液貯留）が設定された。

その結果、4つの主要評価項目は満たされ、心エコー検査の専門知識を持たない医療従事者がCaption Guidanceを使用することの臨床的な有用性が示された。つまり、Caption Guidanceの支援を受けることで、8名の看護師は臨床的な診断を行うのに十分な画質の心エコー検査が実施できた。看護師が撮影したビデオクリップのうち46.2%に自動キャプチャ機能が利用されており、そのうち93.8%が診断に使用できる品質であると、循環器専門医が評価したことから、自動クリップ機能の高い有効性も示された。

これの意味するところとしては、今までの心エコー検査は、検査者の手技に依存して検査の品質にバラつきが生じる問題があったが、Caption Guidanceの支援を受けることによって、熟練していない、専門知識を持たない医療従事者でも診断に使用できる品質の超音波画像を撮影できるようになったということである。

5. 薬事規制等への対応

（1）ブレイクスルーデバイスとしてデノボ取得

FDA（米国食品医薬品局）は、生命に関わる病気や取り返しがつかないほどに悪化した病気・病状に対して、より効果的な治療や診断を行う医療機器について、ブレイクスルーデバイス（Breakthrough Device Program、革新的医療機器プログラム）という制度を準備している。このプログラムに採択されると、開発、評価及び審査が迅速化し、患者や医療従事者が革新的な医療機器にいち早くアクセスが可能になる。あらかじめFDAの専門家と面談し、審査の段階で発生するであろう論点を洗い出すことで効率的な対処が可能になり、申請書の優先的な審査を受けられる。

また、心臓病は米国において主要な死因としてランキングしており、公衆衛生を保護し促進するというFDAの使命からしても、心エコー検査により病気を特定することは非常に重要である。そのため、Caption Guidanceはこのプログラムに採択された。類似の先行する医療機器（predicate device）がなかったことからデノボ（De Novo）[注2]で審査が行われた。

（注2）De Novoについては、0210のViz ICHの（注1）を参照。

(2) 510(k) による性能変更

Caption GuidanceはDe Novo承認を受けた時点で、PCCP（Pre-determined Change Control Plan、事前変更管理計画）に基づき、アルゴリズムの改良を行うことが予定されていた。Caption Guidanceは深層学習を用いた画像解析アルゴリズムを用いているため、学習を繰り返すことによって、性能が向上する可能性があると同時に劣化する可能性もある。そのため、アルゴリズムの変更に伴って、製品の技術仕様の変更や、性能に影響を与えるリスクについて検討し、事前に変更計画を提出していた。

その計画とは、トランスデューサーを理想的な姿勢に導くガイダンス機能の基本的アルゴリズムについて、非臨床試験と、限られた症例数のフィージビリティーテストレベルの臨床評価を行うというものであり、評価指標、受入基準、統計的手法が説明されているものである。

つまり、Caption Guidanceとしての機能の一部分のみの改良だけがDe Novo承認の中に含まれていると考えられ、医療機器全体の性能に影響を及ぼす変化ではない。

2020年4月には、Caption Guidanceそのものをpredicate deviceとした510(k)[注3]を取得している。元のCaption Guidanceのアップデートであり、使いやすさとパフォーマンスを向上させるための変更である。変更点としては、検査者へのガイダンス機能の追加、ユーザーインターフェースによる検査者への情報提供の追加、品質メーター機能・自動キャプチャ機能の最適化等である。いずれの変更点も安全性や有効性に関して新たな懸念を生じさせるものではなく、実質的には元のCaption Guidanceと同等の機能である。

さらには2020年9月には510(k)を再取得している。この510(k)申請の目的は、前述のPCCP（事前変更管理計画）の修正である。アルゴリズムに修正を加えた際は、PCCPに従って、アプリを市場に流通させる前に、機械学習とチューニングを行い、性能をロック(注4)することになっており、臨床現場で継続的に学習する適応型アルゴリズムを実装させることは規定していない。

(注3) 510(k)については、0210のViz ICHの注2を参照。

(注4) 機械学習を用いたアルゴリズムにおいて、市販後に臨床現場でさらに機械学習を積み重ねて性能が変更することがないようにアルゴリズムを固定すること。

(3) 自社の他製品とのシナジー

Caption Healthは社名変更前のBay Labs, Inc.の時代にEcho MD Automated Ejection Fraction Software（以下AutoEF）という超音波画像から左心駆出率を自動で推定するソフトウェアの510(k)を取得しており（K173780)、Caption Guidanceのデノボ申請の際に、このソフトウェアを用いた評価試験が行われている。つまり、AutoEFはAP4およびAP2と呼ばれる2つ視野において十分な画質のビデオクリップがあれば、左心駆出率の推定値を返すことができるのだ。

AutoEFを使用した試験でCaption Gudanceの対象とした検査者が上記の看護師を対象とした試験において、看護師がCaption Guidanceの支援を受けて撮影した画像を入力したところ、65.5%の推定値を返した。一方、熟練検査者がCaption Guidanceなしに撮影した画像を入力したところ85.1%の推定値を返した。循環器専門医が、看護師が撮影した画像から左心駆出率を計測したところ70.4%となり、AutoEFの出力する推定値は、循環器専門医が計測する駆出率と非常に近いことを示した。特に、看護師が撮影した画像による推定値と熟練検査者が撮影した画像による推定値の絶対平均誤差は3.96%であり、これは文献ですでに報告されている専門の医師間のばらつきの範囲内の結果であった。

つまり、専門家ではない医療従事者がCaption Guidanceの支援を受けて超音波画像を撮影しても、熟練検査者がCaption Guidanceを使用せずに超音波画像を撮影しても、AutoEFで推定される左心駆出率の値は、大きく変わるものではなく、かつ循環器専門医と近い値を示すことが示された。逆に言えば、Auto EFとCaption Guidanceを使用することで、経験の少ない看護師でも左心駆出率を求めることが可能になり、患者が検査を受けるチャンスを大幅に増やすことに繋がると期待される。

6. 資金調達

米国国立科学財団（National Science Foundation）のグラントの獲得に始まり、シードラウンド、シリーズA、シリーズBと出資を受けており、現時点までに6240万米ドルの出資金を得ている。

7. 特許戦略

2018年から2021年3月にかけて、Bay Labs.として、2021年4月以降はCaption Healthとして、多数の特許を取得している。

8. 保険適用

Caption Guidanceも、Viz LVOと同様に入院治療を受けるメディケア患者を対象として、新規技術に対する付加的支払いであるNTAP（New Technology Add-on Payment）[注5]の対象となっている（2021年10月1日から）。2022年度の償還額は1868.10ドル（上限）となっており、これは当該技術の平均コストの65%にあたるとされている。

（注5）NTAPについては、前章0209 Viz ICHの7. 保険適用の項を参照。

[参考文献]

1）Caption Health ウェブサイト https://captionhealth.com/

2）米国FDAプレスリリース https://www.fda.gov/news-events/press-announcements/fda-authorizes-marketing-first-cardiac-ultrasound-software-uses-artificial-intelligence-guide-user

3）Crunchbase https://www.crunchbase.com/organization/bay-labs-inc

0211

生活習慣改善サポートアプリ：TOMOCO

松本英哲、高熊万之（田辺三菱製薬株式会社）

1. 会社概要

田辺三菱製薬は、1678年に創業、日本の医薬品産業発祥の地である大阪の道修町に本社を置き、医療用医薬品事業を中心とする製薬企業として、最も歴史ある老舗企業の一つである。300有余年の間、時代と国境を越えて、世界の人々の健康に貢献するために数多くの医薬品等を創製してきたが、この間、時代とともに医薬品の様態（モダリティ）が変わっており、現在では従来の医薬品の枠を超えて、疾患治療を行うスマートフォンアプリが誕生する時代となった[1) 2)]。田辺三菱製薬では、未来に起こる環境変化を見据え、また、未来の社会でどうあるべきかを見つめ直したとき、多様化するヘルスケアニーズの中で、病に向き合う人の希望は「薬」だけではない時代が来ると考え、「企業理念」に代わるものとして「MISSION」を、そして2030年のめざす姿として「VISION 30」を策定した[3)]。

（1）MISSION：病と向き合うすべての人に、希望ある選択肢を。
（2）VISION 30：一人ひとりに最適な医療を届けるヘルスケアカンパニー

MISSIONを見据えたとき、2030年のヘルスケアに求められるのは、「医療の現場が病院だけでなく在宅へと拡がり、患者さんとご家族の満足度が重視される中、日々の生活に溶け込んだトータルケア」であると考えた。VISION 30のもと、当社はいつも患者さんとご家族に寄り添い、治療薬に加え、最適な医療ソリューションを届けることを目指す。

本稿では、生活習慣病の予防や糖尿病の重症化予防を目的として実施される保健指導をサポートするアプリとして新たに開発した「生活習慣改善サポートアプリTOMOCO」（トモコ。以下「本アプリ」という）の開発プロセスについて紹介する。

2. 生活習慣改善サポートアプリ『TOMOCO』について

（ア）本アプリの概要

本アプリは生活習慣病の予防や糖尿病重症化予防を目的として実施される保健指導をサポートするアプリであり、糖尿病患者や特定保健指導対象者向けのスマートフォンアプリと、保健指導者（保健師、管理栄養士等）向けのWebシステムで構成される。

糖尿病患者・特定保健指導対象者は、スマートフォンアプリを用いて日々の食事・運動・体重等の記録や生活習慣改善の目標設定・振り返りを行うことができる。また、本アプリにはAI（Artificial Intelligence）／コンシェルジュと呼ばれるキャラクターが登場し、食事や体重の記録を促したり、行動をほめたり、励ますことで、患者・対象者の生活習慣改善を促進する仕組みが実装されている。

保健指導者は、Webブラウザを通して患者・対象者がアプリに入力した生活ログや生活習慣改善の目標・達成状況を閲覧することができる。また、本アプリには患者・対象者の生活習慣の課題を自動的に抽出し、提示する機能や、患者・対象者とのチャット機能、保健指導の進捗管理・指導報告書作成機能など、保健指導者の業務をサポートする機能が多く備わっている（図1）。

本アプリには、患者・対象者の生活習慣の課題や行動特性に合わせて、行動目標をリコメンドし、コンシェルジュのセリフによって行動変容を促すためのアルゴリズムが搭載されているが、これらは糖尿病の専門医や管理栄養士・療養指導士等との共同研究成果に基づいて作成された。また、本アプリは、国内で糖尿病のリスク分析・重症化予防支援サービスを提供しているヘルスケアベンチャーの株式会社ハビタスケア[4]との共同開発により製作された。

●図1—生活習慣改善サポートアプリ TOMOCO の主な機能

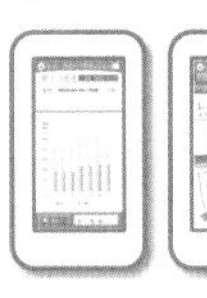

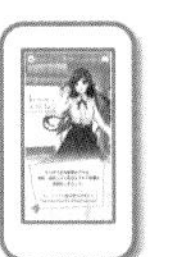

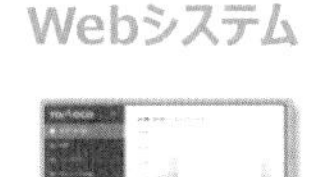

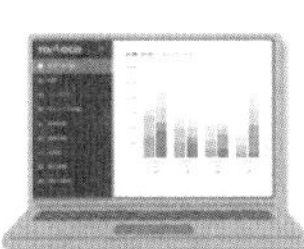

(イ) 本アプリの目的

日本では高齢者人口の増加や医療の高度化等により、国民医療費の増大が問題となっている。国民医療費のうち約3割は糖尿病、高血圧症、脂質異常症などの生活習慣病関連の支出が占めており[5]、医療費抑制の観点から、生活習慣病の発症や重症化を予防することが重要課題の一つとなっている。このような背景から、国は保険者（健保組合、自治体等）に対して、メタボリックシンドロームに着目した特定健康診査及びリスク群に対する特定保健指導の実施を義務づけるとともに、保険者努力支援制度を通して糖尿病性腎症重症化予防への取組みを支援している。

保健指導は、一般的に保健師又は管理栄養士が月1回、対面・電話等で生活習慣改善のための指導を3〜6か月の期間行うが、特定保健指導（モデル実施）の目標達成率は約20%程度[6]と低く、十分な成果が得られていないケースが多いのが実状である。

こうした中、昨今のデジタル技術の発展とスマートフォンの普及により、保健指導の現場でも情報通信技術（ICT：Information and Communication Technology）やパーソナルヘルスレコード（PHR：Personal Health Record）アプリの活用が進んでいる。本アプリは、生活ログの記録・閲覧機能だけでなく、患者・対象者の行動変容の促進や保健指導の質向上につながる機能を実装することにより、保健指導の成果向上に貢献することを目的として開発を行った。

(ウ) ユーザーインターフェイス（UI）/ユーザーエクスペリエンス（UX）設計

アプリやサービスの設計においては、誰のどのような課題を解決するか（またはニーズを満たすか）を明確にすることが大切である。本アプリの設計にあたり、我々は公開されている統計情報等をもとに糖尿病患者や特定保健指導対象者の分布（年代、性別など）及び保健指導の実施状況の調査に加え、保健指導者（保健師・管理栄養士）及び患者・対象者へのアンケート・インタビューにより、現状の保健指導の課題・ニーズの把握を行った。次に調査結果に基づき、ペイシェントジャーニーマップを作成し、患者・対象者の日々の生活や生活習慣改善の取り組みにおける行動パターン、感情・思考の分析を行い、保健指導の成果が上がらない原因を探った。

糖尿病患者、特定保健指導対象者の分布から、本アプリは40歳以上が主なユーザー層となることが想定された。糖尿病患者には70歳以上の高齢者も多く含まれるものの、我々はスマートフォンの普及率やアプリの利用状況等も考慮し、65歳くらいまでをメインターゲットとして、アプリのデザイン・設計を行うことにした。また、保健指導の頻度が月1回程度と少なく、患者・対象者が次の指導までの1ヵ月間、一人で生活習慣の改善に継続的に取り組むのが難しいことが保健指導の成果が上がらない大きな要因として考えられたため、患者・対象者向けのスマートフォンアプリには、AI/コンシェルジュと呼ばれるキャラクターを実装し、生活習慣の改善に継続的に取り組んでもらえるよう、日々の食事・体重の記録や振り返りを促したり、患者・対象者の行動や目標達成状況に応じて、ほめたり、励ましたりする仕組みを採り入れた。その他にも、本アプリを継続的に利用してもらうために、患者・対象者の特性に合わせて「今日やることパネル」を表示し、毎日パネルをクリアすることで達成感を得ながら楽しく生活習慣改善に取組める仕掛けや、生活ログの登録や目標達成度に応じてポイントが貯まり、コンシェルジュの衣装や背景がプレゼントされるなどゲーミフィケーションの要素も盛り込んだ。このようなアプリのコンセプトから、本アプリのホーム画面は、コンシェジュルと「今日やることパネル」、生活ログの記録・閲覧・目標設定など必要最低限のボタンのみを配置したシンプルなデザインにしている**（図2）**。

また、実際の保健指導では、保健指導者が患者・対象者の日々の生活習慣を問診でアセスメントして課題を把握し、生活習慣改善のための指導を行うが、患者・対象者が食事などの内容を覚えておらず、正確に把握するのが難しいという問題や、アセスメントに時間がかかり、指導に充てられる時間が少なくなるという問題があった。本アプリはこの問題に対応するため、スマートフォンアプリで事前に生活習慣のアセスメントに必要な質問を配信し、回答内容から生活習慣の課題を自動抽出して、保健指導者向けのWebシステムにレポートすることで、保健指導の業務効率化や質の向上を図る仕組みを搭載している。その他にも、Webシステムには、患者・対象者が入力した生活ログや目標・達成状況をグラフ等で閲覧できる機能や、患者・対象者とのチャット機能、保健指導の進捗管理・報告書作成機能など保健指導の業務をサポートする基本的な機能が備わっており、保健指導の業務フローに沿って、保健指導者が利用

●図 2—生活習慣改善サポートアプリ TOMOCO のホーム画面

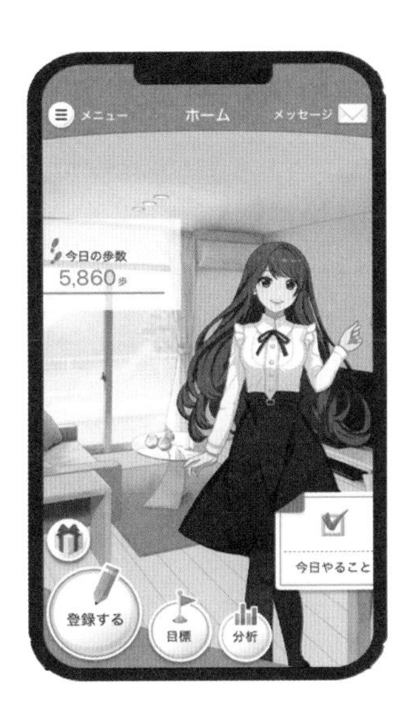

しやすいように各機能を画面上に配置している**(図3)**。

(エ) 行動変容アルゴリズム

糖尿病患者や特定保健指導対象者にとって、これまでの長年の生活習慣を変えることは容易ではない。食べ過ぎは良くないと分かっていても、目の前においしいものがあるとつい食べ過ぎてしまう人は多いはずである。そこで、保健指導の現場では、「理想とする健康行動」と「実際の行動」とのギャップを埋めるため、行動科学が着目され、様々な行動変容の技法が取り入れられてきた。

本アプリにも多くの行動変容技法が取り入れられており、生活習慣改善の目標設定・フィードバック、コンシェルジュのセリフ等はアプリ内の行動変容アルゴリズムに基づいて表示される仕組みとなっている。例えば、生活習慣に関するに回答結果に基づいて、食事の総量を抑えるこ

●図3—TOMOCO保健指導者向けWebシステムの画面

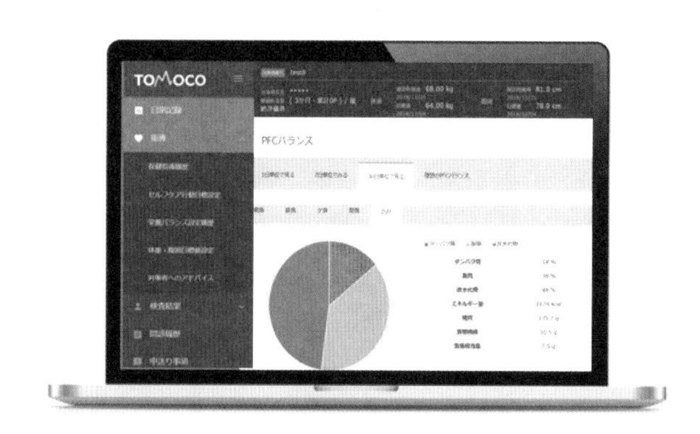

とが課題として抽出された場合、本アプリでは「食事量を減らす」という行動目標に対して、「茶碗や食器の大きさを一回り小さいサイズに変更する」など、より具体的な行動目標（トライ）がリコメンドされる。トライには、行動置換や刺激統制などの行動変容技法が用いられており（表1）、SMART（具体的、評価可能、達成可能、現実的、有期限付き）の観点で、目標設定から評価まで行えることが本アプリの特徴である。トライは、1週間毎に振り返るサイクル（評価）を通して、段階的に成功体験を積むこと（スモール・ステップ）を促し、生活習慣の改善につながりやすい仕様となっている[7]。

表1—行動変容技法が取り入れられた行動目標（トライ）の例

行動変容技法	行動目標（トライ）
自己の再評価	自分の体型や体重，検査結果の変化を振り返る
行動置換	食べ過ぎそうなときは温かいお茶やコーヒーを飲む時間を挟む
援助関係の利用	一緒に食事をする人にも減量していることを伝え，協力してもらう
刺激統制	茶碗や食器の大きさを一回り小さいサイズに変更する

本アプリには、患者・対象者の課題や行動特性に合わせて目標リコメンドやセリフを表示するための行動変容アルゴリズムが搭載されているが、これらは糖尿病の専門医や管理栄養士・療養指導士等との共同研究成果に基づいて作成されている。本アプリの開発には、このような行動変容技法や保健指導に関する知識・ノウハウが必要であったが、当社は開発当初はこれらのケイパビリティを有していなかったため、国内で糖尿病のリスク分析・重症化予防支援サービスを提供しているヘルスケアベンチャーの株式会社ハビタスケアと業務提携を行い、本アプリの共同開発に取り組んだ。新しいサービスやアプリ開発において自社に必要な資源が不足している場合には、外部の知識や技術を取り込むことも有効な手段の一つであり、アカデミアとの共同研究成果やハビタスケア社が

有する保健指導及び糖尿病重症化予防の知識・ノウハウを活用することで、当社単独では難しかった本アプリの開発を短期間で実現できたと考えている。

我々は、本アプリのベースができた段階で、実際の保健指導の現場で本アプリが活用されることで、保健指導の成果向上に貢献し得るかどうか社会検証研究を行った。本アプリに入力されたデータの解析により、患者・対象者のアプリ起動率や食事、運動などの登録率、目標達成率などを算出し、それらの利用状況と保健指導の目標達成率との関係性について統計学的な評価を行った。保健指導の目標達成率に影響を与える要因は様々で、保健指導者による患者・対象者への働きかけや、患者・対象者の家庭・職場環境、ストレスに加え、季節の変化なども考えられるため、アプリが保健指導の目標達成にどの程度貢献したのかを定量的に評価することは難しい。そのため、我々は、本アプリに入力されたデータの解析に加え、患者・対象者、保健指導者へのインタビューやアンケート調査も活用し、アプリの利用によって具体的にどのような行動変容が生じ、目標達成につながったのかを把握することに努めた。

これまでの社会実証研究の結果から、本アプリが患者・対象者の行動変容の促進や保健指導の質の向上に貢献し、保健指導の成果向上につながっていると推察されるデータが得られてきているが、今後も患者・対象者の行動変容に関わるデータを蓄積・解析することで、アプリの継続的な機能改善と行動変容アルゴリズムのブラッシュアップに取り組んでいきたいと考えている。

（オ）非医療機器アプリとしての開発

本アプリは、医療機器ではなく、非医療機器として開発した。ヘルスケアアプリが医療機器に該当するか否かについては、厚生労働省が2021

年3月に策定した「プログラムの医療機器該当性に関するガイドライン」[8)]に基本的な考え方が示されており、医療機器該当性をフローチャートで判断できるようになっている。当ガイドラインにおいて、医療機器プログラムとは「疾病の診断、治療、予防に寄与するなど、医療機器としての目的性を有しており、かつ、意図したとおりに機能しない場合に患者（又は使用者）の生命及び健康に影響を与えるおそれがあるプログラム（ソフトウェア機能）である」と定義されている。本アプリは、疾病の診断、治療、予防の目的に利用するものではなく、保健指導や生活習慣改善をサポートするものである旨、アプリの利用規約等にも利用目的を明記しており、広告資材の作成や利用者への説明時にも誤解を与えないように細心の注意を払っている。

アプリを非医療機器として開発する際は、当ガイドラインに従って医療機器プログラムに該当しないように留意して設計・開発を進める必要があるが、医療機器に該当するかどうか判断が難しい場合には、医薬品医療機器総合機構（PMDA）に相談窓口が設置されており、相談することができる。医療機器非該当性の確認を行うタイミングは、アプリの開発完了後ではなく、アプリの要件の検討段階か遅くとも要件が固まった時点が好ましいと考えられる。また、アプリは発売後も継続的に機能追加を行うことが一般的であり、一度非該当という判断を行っても、追加する機能に応じてその都度非該当性の確認を行う必要がある。

（カ）情報セキュリティマネジメント

本アプリは個人情報や医療情報を取り扱うため、個人情報保護法及び同法関連ガイドラインの遵守はもちろんのこと、経済産業省及び総務省が2020年8月に策定した「医療情報を取り扱う情報システム・サービスの提供事業者における安全管理ガイドライン」[9)]に対応した事業体制・運用ルールを整備し、社内運用するとともに、委託先においても運用ルールに基づいて業務が行われているかを定期監査により確認している。また、当ガイドラインでは、「医療情報を取り扱う事業者として、最低限の適格性を医療機関等へ示すため、情報セキュリティに係る公的な第三者認証として、プライバシーマーク認定またはISMS（編注：情報セキュリティマネジメントシステム）認証を取得すること」が要件として定められており、我々は、情報セキュリティマネジメントに関する国際規格であるISO27001認証（ISMS認証）を取得し、継続的な運用を行っている。我々は、これらの運用体制のもと、個人情報及び医療情報を適切に取り扱うとともに、情報セキュリティの実効性の維持・向上に努めている。

3. 今後の展望

本アプリは、社会実証研究において特定保健指導の成果向上に寄与していると推察されるデータが得られたことから、より多くの保険者（健保組合、自治体等）に使っていただくことで、保健指導の成果向上に貢献できると考えている。また、本アプリは、保険者が実施する保健指導だけでなく、医療機関での保健指導や一般生活者の健康増進等にも活用できるように設計されており、より多くのシーンで活用いただくことで、国民の健康増進と医療費抑制に貢献できるのではないかと考えている。

当社は、日本デジタルヘルス・アライアンス（以下「JaDHA」）という組織に参画し、国内におけるデジタルヘルス産業の活性化、関連サービスの普及・促進のための政策提言や活動を進めている[10)]。JaDHAでは、利用者が自身の健康目的に合致するアプリを選択しやすい環境を整備することが必要と考えており、デジタルヘルスアプリ（非医療機器）

の認証制度新設等もテーマの一つとして検討している。アプリの有効性とデータの品質が担保されることにより、適切なアプリの普及が進むものと考えている。

我々は、上記の取り組みを通じて、医療や保健指導の現場、一般の生活者の健康増進において、ICT/アプリの活用が促進されることを期待している。

[参考文献]

1）株式会社CureAppニュースリリース（2022年9月1日）（https://cureapp.blogspot.com/2022/09/1-62-91.html）

2）株式会社CureAppニュースリリース（2020年12月1日）（https://cureapp.blogspot.com/2020/12/cureapp-sc-121.html）

3）田辺三菱製薬株式会社ニュースリリース（2021年3月3日）（https://www.mt-pharma.co.jp/news/2021/MTPC210303.html）

4）株式会社ハビタスケアのホームページ（2022）（https://www.habituscare.co.jp/）

5）厚生労働省ホームページ（2022）（https://www.smartlife.mhlw.go.jp/event/disease/）

6）厚生労働省資料、特定保健指導のモデル実施の実施状況について（2022）（https://www.mhlw.go.jp/content/12401000/000761453.pdf）

7）玉浦有紀，新潟県立大学人間生活学部健康栄養学科・助教，行動科学に基づいた保健指導スキルアップ～対象者の行動変容を促すには？～，保健指導リソースガイド（2021）（https://tokuteikenshin-hokensidou.jp/opinion/001/006/no2-iot.php）

8）厚生労働省，プログラムの医療機器該当性に関するガイドライン（2021）（https://www.mhlw.go.jp/stf/seisakunitsuite/bunya/0000179749_00004.html）

9）経済産業省及び総務省，医療情報を取り扱う情報システム・サービスの提供事業者における安全管理ガイドライン（2020）（https://www.meti.go.jp/policy/mono_info_service/healthcare/teikyoujigyousyagl.html）

10）株式会社日本総合研究所/JaDHAの紹介ページ（2022）（https://www.jri.co.jp/page.jsp?id=102234）

0212

「超聴診器」で聴診DXの実現を目指す：AMI

小川晋平（AMI株式会社）

[機器概要]

製品名：「心音図検査装置 AMI-SSS01シリーズ」他
製造販売：AMI（エーエムアイ）株式会社
機能：心音に加えて心電が計測可能な新たな聴診器。心音と心電の同時計測・波形の描画が可能であり、聴診をリアルタイムに補完することができる。
薬機法上の位置付け：医療機器（AI診断アシスト機能については、承認申請準備中）
販売：直販または代理店を通じて販売。

[会社概要]

商号：AMI株式会社
本店所在地：〒867-0068　熊本県水俣市浜松町5番98号
代表取締役CEO：小川 晋平
会社設立年：2015年11月2日
主な出資元：ベンチャーキャピタル、事業会社
設立の経緯：心疾患による突然死を減らしたいという想いから、循環器内科医でもある代表の小川が急激な医療革新を実現すべくAMI株式会社を設立
従業員数：38名（2023年1月1日現在）

[会社沿革]

2015年11月　AMI株式会社設立
2017年10月　平成29年度NEDO（国立研究開発法人新エネルギー・産業技術総合開発機構）「研究開発型ベンチャー支援事業／シード期の研究開発型ベンチャーに対する事業化支援」に採択（2018年2月迄）
2017年11月　リアルテックファンド1号投資事業有限責任組合とKFG地域企業応援投資事業有限責任組合を引受先とした 第三者割当増資を実施
2018年5月　リアルテックファンド1号・2号投資事業有限責任組合を引受先とした第三者割当増資を実施
2018年11月　平成30年度NEDO（国立研究開発法人新エネルギー・産業技術総合開発機構）「研究開発型ベンチャー支援事業／シード期の研究開発型ベンチャーに対する事業化支援」に採択（2020年3月迄）
2020年2月　リアルテックファンド1号・2号投資事業有限責任組合、サイバニクス・エクセレンス・ジャパン1号投資事業有限責任組合及びCYBERDYNE株式会社を引受先とした第三者割当増資を実施
2020年5月　九州アントレプレナークラブ2号投資事業有限責任組合及び肥銀ベンチャー投資事業有限責任組合、iSGS ARISE投資事業有限責任組合を引受先とした第三者割当増資を実施
2020年6月　令和2年度NEDO（国立研究開発法人新エネルギー・産業技術総合開発機構）「AIチップ開発加速のためのイノベーション推進事業」に採択
2020年10月　「第二種医療機器製造販売業」取得、「医療機器製造業」登録完了
2021年8月　「高度管理医療機器等販売業・貸与業」取得
2022年2月　日清紡ホールディングス株式会社・肥銀ベンチャー投資事業有限責任組合より資金調達
2022年4月　「心音図検査装置 AMI-SSS01シリーズ」薬事承認申請
2022年9月　「心音図検査装置 AMI-SSS01シリーズ」薬事承認

1. 参入のきっかけ ～なぜ医療機器なのか～

AMI株式会社を創設した代表取締役CEOの小川は循環器内科医である。臨床現場で、自覚症状がないうちから早期発見して適切な治療に繋げることが、心疾患患者の予後改善にとって重要であると感じたことが、会社設立の契機となった。

心疾患の中でも、心臓弁膜症と心不全は、新たな治療法が確立され、

治療の選択肢が増えてきたことで注目されている。これらの疾患は、予後や生活の質に大きく影響を与えるため早期発見が特に重要である。臨床現場での検査方法としては心臓超音波検査や血液検査が存在するが、簡易検査やスクリーニングとして実施されているのは聴診を含む身体診察である。聴診は医師の聴覚と経験に基づく診察技術であり、定量評価が難しいことから、簡易的に実施できる検査方法を確立することで、現状の心疾患に関するスクリーニングの課題を解決できると考えた。

また、2016年の熊本地震で医療ボランティアとして県内各地をドクターカーで回った経験から、遠隔医療や災害地診療においても簡易的に実施できる検査方法の確立の必要性や、リアルタイムに専門医と現地の情報を繋ぐことの重要性を痛感した。これらの課題を解決する手段が、Information and Communication Technology（ICT）やArtificial Intelligence（AI）であると考えたため、心臓弁膜症や心不全等の心疾患を誰でも、簡易的に、どこでも評価可能な医療機器として超聴診器の開発及び遠隔医療システムの開発をスタートさせた。今回紹介する「心音図検査装置AMI-SSS01シリーズ」は、この超聴診器及び遠隔医療システムのファーストステップとなる医療機器である。

2. AMI-SSS01シリーズの概要

2.1　早期発見が重要

近年、心臓弁膜症や心不全の治療方法が新たに創出されており、早期治療によって予後が改善することがわかってきた。これらの心疾患の早期治療のためには早期発見が重要となるが、現状の検査方法は機器の操作に技術が必要であることや侵襲があること、時間がかかることなどから、多くの患者を短時間に高い感度で検査して早期発見に繋げるスクリーニング検査に適していない。一方で、聴診は短時間で実施可能かつ侵襲はないが、定量評価や簡易的な重症度評価が難しいという課題がある。このようにスクリーニングに適切な診断機器が存在しないことが、心疾患の発見の遅れに繋がっているのではないかと考えた。

2.2　機器の構成と機能

(1) 構成

「心音図検査装置AMI-SSS01シリーズ」は、心音と心電を同時に取得できる本体部分と取得した心音と心電をそれぞれ心音図および心電図として表示するソフトウエアをインストールしたPCからなる。

(2) 機能

心電及び心音等を測定し、表示・記録することができる。双極誘導法を用いた心電と心音を同期して計測することで、心電のR波を元に心周期が把握可能であり、収縮期や拡張期を意識した心音の評価をすることができる。さらに、自社開発のAIアルゴリズムによる心臓弁膜症・心不全の診断補助機能やその他の心疾患等の診断補助機能を追加する予定である。

2.3　臨床応用の可能性

心臓弁膜症をはじめとした心疾患の徴候を捉え、適切な医療に繋げるためのスクリーニングを行う医療機器としての利用を期待している。利用シーンとしては以下5点を主に想定している。

① クリニックにおいて、疑いのある患者をスクリーニングして、更なる精密検査が必要かどうかを判断する。

② 地域のかかりつけ医が定期的な診察で利用し、専門医への紹介

時に心音図検査の結果を証票とする。

③　学校健診や定期健診での心電図検査と併せて利用し、心電図ではわからない心疾患のスクリーニングを行う。

④　訪問診療や訪問看護の場面で医師及び医療従事者が患者の心音および心電情報を収集し、その後医師が心音図結果を元に診断する。

⑤　心疾患治癒後の定期通院時に利用し、経過観察または増悪の判断に使用する。増悪の場合には重度の症状が出現する前の早期の段階で徴候を捉えるために活用する。

3. 薬事規制への対応

3.1　医療機器該当性について

「心音図検査装置 AMI-SSS01 シリーズ」は、心電も取得できるため、現在普及している心電計への該当も検討したが、心雑音等の評価による心疾患の早期発見を目指しているため、一般的名称の候補を汎用心音計とした。

AI診断補助のない同機器はクラスII医療機器であるが、汎用心音計は認証基準がないことから承認申請とした。ハードウエアとソフトウエアで構成されているため、ソフトウエア単体でプログラム医療機器として申請することも考えられるが、今回はハードウエアとソフトウエア両方を一体として申請を行った。

今後は、プログラム医療機器としてのAIを搭載することを考えている。プログラム医療機器は、医療機器として分類されてからの年数が短いこと、各プログラムにより用途が異なり多様であることから、開発品の申請に際して参考にできる前例となる製品が少ないため、独立行政法人医薬品医療機器総合機構（PMDA）と開発前相談を行い、すり合わせを行っている。

また、AI技術を活用したプログラム医療機器の評価には後向き試験が認められる可能性があるなど、プログラム医療機器の特性に応じた規制が整備され始めている[1)]ため行政の動きにも注意を払っている。特に2022年にPMDAが「AIを活用したプログラム医療機器に関する専門部会」[2)]にてデータの取り扱いなどを議論している点に期待している。

今後は医療機器のスタートアップ支援に力を入れている神戸医療産業都市推進機構とも密にコミュニケーションを取りながら薬事戦略をたてていく予定である。

3.2　製造販売業

製造販売業では総括製造販売責任者、国内品質業務運営責任者、安全管理責任者（いわゆる三役）が必要となり、製造業では責任技術者、販売業では営業所ごとに管理者、修理業では責任技術者が必要となる。医療機器のクラスによって兼任が可能かどうか等のレギュレーションが変わってくる点に注意が必要である。医療機器開発ならびに製造体制の整備に必要な人材確保の手段としては以下２点に取り組んできた。

①　外部の講習を利用し、社員を教育する。

②　特に薬事戦略やQMS体制構築については専門家を顧問として招聘や、外部専門機関の協力を得るなど必要な知識を取り入れる。

これらを通して、AMI株式会社は「第二種医療機器製造販売業」（許可番号 46B2X10006）の許可を取得し、また「医療機器製造業」（登録番号 46BZ200014）の登録も完了している。医療機器に関する製造及びサービスの提供に適用される規制要求事項を一貫して満たすため、社内の品質管理監督システム基準書を整備し、品質管理監督システム活動を的確かつ効果的に推進している。

3.3　承認等の品目、承認／認証のための試験等

機器のクラス分類等は以下のとおりである。

製品名：心音図検査装置 AMI-SSS01シリーズ

クラス：管理医療機器（クラスII）・特定保守管理医療機器

一般的名称：汎用心音計

使用目的：本品は、心音図を表示・記録して一般の心音図検査に使用することを目的とする。

申請区分：改良（臨床なし）

試験：ハードウエアに対してJIS T 0601-1、JIS T 0601-1-2等、ソフトウエアに対してJIS T 2304の規格試験、その他社内試験を行った。

4. 資金調達

AMI株式会社は、医療機器を研究・開発・上市するにあたり、主に2つの方法で資金調達をしてきた。

1つ目の方法は競争的研究費の獲得である。具体的にはシード期に、国立研究開発法人新エネルギー・産業技術総合開発機構（NEDO：ネド）の「研究開発型ベンチャー支援事業／シード期の研究開発型ベンチャーに対する事業化支援」に2回採択された。直近ではNEDO「AIチップ開発加速のためのイノベーション推進事業」に採択されている。AMI株式会社のような研究開発型スタートアップにおいて、特にシード期の競争的研究費は特に費は特に重要である。

2つ目の資金調達方法は第三者割当増資である。国内ベンチャーキャ

ピタルの中には、NEDOのような資金を獲得することを出資の条件にするケースがある。シード期の資金需要のみならず、将来的な事業拡大に向けてもベンチャーキャピタルの存在は重要であり、その呼び水としての性質を持つ資金として当社はNEDOを活用することができた。AMI株式会社のようなディープテックと呼ばれる領域を志向しているスタートアップが資金調達する場合、自社が保有する特許のみならず、設計から製造、販売に至るまで、事業として成立する可能性とその後のポテンシャルについて、パートナーである投資家と十分に共有できていることが重要となる。

シード期は知財や技術の重要性が高いが、ステージが進むに連れてそれ以外のビジネス的要素が重要なファクターを占めることになり、資金調達の難易度は上がると思われる。また、市況が資金調達に与える影響が小さくないことは想像に難くないだろう。研究開発型スタートアップが、売上を立てて事業を成長させることに必要な時間は長く、簡単に結果が出ないからこそ、長い目で伴走してもらえる投資家や事業会社の存在が重要となる。資金が重要であることは当然であるが、それ以上にパートナーに自社の事業を理解してもらい、実現したい世界感を共有すること、そこに向けて力を合わせて活動してもらえるような存在と対話を重ねることが資金調達のポイントであると考える。

これまでAMI株式会社は、ベンチャーキャピタルと事業会社からの資金調達を実現しているが、今後も「急激な医療革新の実現」のために、引き続き資金調達やパートナーシップの拡大を進めていく予定である。

5. 知財戦略

研究開発型スタートアップとして開発の肝となる特許と、その周辺特許を取得することは必須である。技術的な知的財産と並行して、意匠やブランド名についても商標を取っていくことが販売戦略のためにも肝要である。

現在AMI株式会社が持っている特許は6件、意匠1件、商標6件である。心疾患の診断補助という当社の開発する医療機器の特性上、北米を中心に海外展開を見据えて、アメリカでも特許を1件取得済み。今後も積極的に特許取得に取り組んでいく。

6. 保険適用

承認後、速やかに保険適用希望書を提出した。医療機器として認証／承認されて終わりではなく、保険適用を目指すことは事業会社として重要なポイントである。HAMIQ（九州ヘルスケア産業推進協議会）とも相談しながら中長期的な保険戦略を立てている。

保険適用を実現するためには、これまでの事例を分析し、どのように医療経済学的な根拠を創出するかがキーポイントである。そのためには、関連学会やKey opinion leader（KOL)、医療経済学の専門家と密にコミュニケーションを図っていく必要がある。AMI株式会社は新たな保険適用に向けてまだ道半ばであるが、より良い医療を広く届けるために、上述した戦術を駆使して保険適用の獲得を目指している。

7. 標準化戦略

「心音図検査装置 AMI-SSS01シリーズ」は、心雑音を手軽に記録・評価できる機器であることから、12誘導心電図検査と共に利用することで、広く心疾患の診断補助に使える新たな選択肢となることを医師に認知してもらうことが販売において重要となる。そのため、関連する学会での発表やブース出展に取り組んでおり、販売フェーズでは、レンタルなどを活用して医療機関で導入しやすい形式で提供している。学会における活動の注意点として、未承認医療機器の場合は、医薬品医療機器等の広告規制に十分配慮した活動となるようにする必要がある。さらにこの医療機器は、遠隔医療と組み合わせることで循環器専門医だけでなく、非専門医やメディカルスタッフが利用できるシーンが広がるなどの可能性があるため、遠隔医療サービスのシステム改良も並行して実施している。これらの医療機器が心疾患の診断に有用であることを循環器系の関連学会からガイドラインに掲載されることで、診療方法としてのスタンダードになることを目指している。

8. 実績と展望

2022年10月に薬事承認され、2022年12月から予約販売を開始している。新しい医療機器なので、まずは利用してもらって臨床現場で活用できることを確認してもらう必要がある。初期ロットは台数が限られていたため、販売だけでなくレンタルのプランも準備した。販促プロモーションとして製品説明動画の制作、そして医療従事者向けのオンライン商談会を実施し、多忙な医療従事者の先生のご負担の少ない形での情報提供を行っている。導入していただいた医療機関には、実際に臨床現場で利用してもらった経験や結果が学会や機関紙などで報告できることを事前にお伝えし、心疾患のスクリーニング機器として国内に広く普及していくことを期待している。

現在は、心臓弁膜症や心不全のスクリーニング検査に利用可能なプログラム医療機器の承認申請に向けて準備が完了しつつあるが、この承認申請と並行してさらなる心疾患の詳細な検査及び適応拡大に向けて大規模な共同研究を複数実施しており、順次承認申請、社会実装に取り組んでいく予定である。将来的には海外への展開、特に北米に展開することを目指している。

9. まとめ

AMI株式会社は200年以上進化していなかった聴診器のイノベーションに取り組む研究開発型スタートアップである。その取り組みを「聴診DX」と名づけ、臨床現場はもちろんのこと研究や教育に活用してもらえるように、ハードウェア・ソフトウェア・AIアルゴリズムの研究開発をすすめてきた。2022年10月に最初のプロダクトは薬事承認されたが、目指す未来はまだまだ実現できていない。医療機器は規制も多く、薬事承認された後も上市して社会実装する上で保険戦略・知財戦略・販売戦略がどれも重要である。また、海外展開をする際にはそれらの戦略をすべて一から構築していく必要がある。今までも、そしてこれからも急激な医療革新を実現するために研究開発に取り組んでいる。

[参考文献]

1）追加的な侵襲・介入を伴わない既存の医用画像データ等を用いた診断用医療機器の性能評価試験の取扱いについて https://www.pmda.go.jp/files/000243109.pdf

2) AIを活用したプログラム医療機器に関する専門部会 https://www.pmda.go.jp/rs-std-jp/subcommittees/0024.html

0301

プログラム医療機器の法規制の動向

村上まどか（独立行政法人医薬品・医療機器総合機構）

1. 医療機器規制の歴史

我が国において医療機器は、「医薬品、医療機器等の品質、有効性及び安全性の確保等に関する法律（昭和35年法律第145号）」により規制されている。この法律は昭和35年（1960年）の公布時には薬事法と呼ばれており、医療機器は医療用具と称されていた。

その後、薬害問題への対応を主たる目的とした平成14年（2002年）の大改正において、医療用具は医療機器へと呼称が変えられたほか、国際的なリスク分類方法の導入や世界的に使用されている医療機器名称の準用、臨床試験の実施基準（Good Clinical Practice：GCP）や品質管理の基準（Quality Management System：QMS）の導入など、今日の医療機器規制の基礎が確立した。

また、平成25年（2013年）の改正において、法律名が「医薬品、医療機器等の品質、有効性及び安全性の確保等に関する法律（昭和35年法律第145号）」（以下「薬機法」という）と変更され、医療機器独自の条項により、医療機器の特性を踏まえた規制の構築が行われた。この改正時には、これまで医療機器たる有体物に組み込まれた形でのみ規制されていた医療機器としての目的を有する単体ソフトウェアについて、医療機器プログラムとして規制の対象とすることとなった。

直近の改正は令和元年（2019年）に行われており、これまで運用で行われていた審査迅速化に向けた取組みが、条件付き承認制度や先駆的医療機器指定制度、変更計画確認手続き制度などとして法制化された。

2. 医療機器規制の概要

（1）医療機器の定義、一般的名称とクラス分類

医療機器は薬機法第2条第4項において、「この法律で「医療機器」とは、人若しくは動物の疾病の診断、治療若しくは予防に使用されること、又は人若しくは動物の身体の構造若しくは機能に影響を及ぼすことが目的とされている機械器具等（再生医療等製品を除く。）であつて、政令で定めるものをいう」と定められている。この「機械器具等」については第2条第1項第2号において、「機械器具、歯科材料、医療用品、衛生用品並びにプログラム（電子計算機に対する指令であつて、一の結果を得ることができるように組み合わされたものをいう。）及びこれを記録した記録媒体をいう」とされている。つまり、機械器具等であって、疾病の診断、治療、予防を目的とする、あるいは身体の構造機能に影響を及ぼすことを目的とするものは、医療機器として薬機法の規制を受けることとなる。

医療機器は、薬機法上、不具合が生じた場合の人の生命及び健康への影響の度合いに応じて、影響が大きいものから順に、高度管理医療機器、管理医療機器、一般医療機器に分類されている。当該分類による規制を

行うために、2012年まで活動を行っていた産官による医療機器規制国際整合化会議（Global Harmonization Task Force：GHTF）で合意されたクラス分類（Ⅰ～Ⅳ）が用いられており、GHTFルールにおけるクラスⅢ、Ⅳ医療機器は高度管理医療機器に、クラスⅡ医療機器は管理医療機器に、クラスⅠ医療機器は一般医療機器である。また、多種多様な医療機器がそれぞれ対応すべき規制を明確にし、効率的な流通や合理的な市販後安全対策を実現するために、医療機器を「救急絆創膏」や「人工心肺回路用血液フィルタ」、「全人工股関節」、「植込み型補助人工心臓システム」、「疾患鑑別用内視鏡画像診断支援プログラム」といった一般的名称（JMDN：Japanese Medical Device Nomenclature）とよばれるカテゴリーを用いて分類している。各一般的名称には、医療機器の定義やクラス分類、QMS（製造管理及び品質管理の基準）の該当性などが紐づけられており、開発しようとする医療機器の一般的名称が特定できれば、その医療機器が適合すべき規制要件の概略を把握することができる。令和5年1月末時点において、4445の一般的名称が存在する。そのうち186名称が医療機器プログラムである。なお、日本の一般的名称は世界で用いられている医療機器国際統一名称（Global Medical Device Nomenclature：GMDN）と一定の整合性を有している。米国では同様の分類としてFDA独自の“Product Code”が用いられている。

（2）製造販売の規制の概要

医療機器を製造販売しようとする場合、大きく分けて、①企業、②製品、③製造所のそれぞれに規制がかかる。

①企業は、流通しようとする医療機器について責任を負うものとして、製造販売業の許可を取得する必要がある。取得すべき製造販売業許可は

取扱う医療機器のクラス分類により異なり、高度管理医療機器を取扱う企業は第1種製造販売業許可が必要であり、管理医療機器であれば第2種製造販売業許可、一般医療機器であれば第3種製造販売業許可が必要となる。製造販売業許可を取得するには、企業が所在する都道府県に申請を行う必要がある。

②製品に対しては、その品質、有効性及び安全性の確保のため、製造販売の承認または製造販売の認証を取得する、もしくは製造販売の届出を提出する必要がある。

③医療機器を製造する製造所（主に、製造工程のうち、設計、組立て、滅菌、最終製品の保管と出荷を行うところ）については、厚生労働省の登録を受け、医療機器及び体外診断用医薬品の製造管理及び品質管理の基準に関する省令（以下「QMS省令」という）への適合性に係る調査（以下「QMS調査」という）を、製造販売業者含め、受けなければならない。QMS調査は、初回の認証あるいは承認の際に各々の調査権者により実施されるほか、認証あるいは承認取得日から5年ごとに迎える更新期限を超える前に、調査の申請を行う必要がある。一般医療機器については、QMS省令の「設計開発」の規定が適用されないほか、QMS調査は不要である。なお、QMS省令第1章及び第2章は医療機器品質管理システムに関する国際基準であるISO 13485と整合している。一方で、QMS省令の、製造販売業者にかかる要求事項である第3章や特殊な医療機器に対する要求事項である第4章、第5章は日本独自の条項となっている。

上記②製品の規制について少し詳しく説明をする。一般医療機器は企業がその品質、有効性及び安全性を自己担保した上で、独立行政法人医薬品医療機器総合機構（以下「PMDA」という）に届出を提出することで、製造販売が可能となる。

管理医療機器については、我が国では第三者認証制度を導入している。管理医療機器に該当するほぼ全ての一般的名称に対して、その有効性及び安全性を評価するための認証基準が策定されており、企業が製品の認証基準への適合性を評価した上で、厚生労働省が認定した登録認証機関に認証申請し審査を受けることで、製造販売認証が与えられるという制度である。最近では「インスリンペン型注入器」など一部の高度管理医療機器に対しても認証基準が策定されており、第三者認証の対象となっている。

認証基準の制定されていない、あるいは認証基準に適合しない高度管理医療機器及び管理医療機器については、企業はPMDAに承認申請を行い、審査において品質及び有効性、安全性が確認されれば、厚生労働大臣から製造販売承認を与えられる。

なお、PMDAへの承認申請は、申請する医療機器の新規性により区分が異なる。既承認の医療機器と構造、使用方法、効果、性能が明らかに異なる医療機器は「新医療機器」といい、当該区分での申請が必要であり、その承認については、PMDAの審査の結果をもとに厚生労働省が薬事・食品衛生審議会の意見を聴くこととされている。医療機器と構造、使用方法、効果、性能が実質的に同等である医療機器は「後発医療機器」といい、「新医療機器」にも「後発医療機器」にも該当しないものを「改良医療機器」という。それぞれの区分により目標とする審査期間が異なる。申請しようとする医療機器の申請区分を事前に確認したい場合には、相談が活用できる。

このように、我が国では医療機器のリスクにより規制の軽重を変えることで、産官双方にとってより効率的な管理を実現している。

3. 医療機器プログラムの規制

(1) クラスIは規制対象外

医療機器プログラムは、医療機器としての目的性を有しており、かつ、意図したとおりに機能しない場合に、患者や使用者の生命及び健康に影響をあたえるおそれがあるプログラム（電子計算機に対する指令であって、一の結果を得ることができるように組み合わされたものをいう）をいう。また、医療機器プログラムと医療機器プログラムを記録した記録媒体（磁気ディスク、光学ディスク、フラッシュメモリなどのデータを記録するものをいう）を含むものを特にプログラム医療機器と呼ぶ。医療機器プログラムは、原則として、有体物である医療機器と同様にリスクに応じたクラス分類を採用しているが、有体物としての医療機器との決定的な違いは、人の生命及び健康に影響を与えるおそれがほとんどない、リスクが低いクラスI医療機器相当のプログラムが医療機器規制の対象外となっている点である。

(2) プログラムの医療機器該当性

一般に、プログラム医療機器は、疾病の診断、治療又は予防に寄与するなど、医療機器の定義に該当する使用目的を有しているプログラムであって、それをインストール等(注1)することによってデスクトップパソコン等の汎用コンピュータ又はスマートフォン等の携帯情報端末（以下「汎用コンピュータ等」という）に医療機器としての機能を与えるもの、あるいは既存の医療機器にインストール等することで医療機器たる更なる機能を付与するものである。なお、汎用コンピュータ等を利用して医療機器を操作するプログラムは、原則、操作対象の医療機器に含めたものとして取り扱われる必要があるが、一般的名称「全身麻酔医薬品投与制御プログラム」や「植込み能動型機器管理用プログラム」のように、一般的名称の定義に他の医療機器を制御することの規定があるものについては医療機器プログラムとして取り扱うことが可能である。プログラムの医療機器該当性については「プログラムの医療機器該当衛に関するガイドライン（令和3年3月31日付け薬生機審発0331第1号・薬生監麻発0331第15号厚生労働省医薬・生活衛生局医療機器審査管理課長・監視指導・麻薬対策課長通知、令和5年3月31日一部改正）」に詳しいため、それらを参照されたい。

（注1） プログラムには、電気通信回線を通じて提供されるもの（ダウンロード販売、オンライン上での提供（使用者にアクセス権を付与し、オンライン上で運用するものも含む）等）と記録媒体により提供されるものがある。

（3）医療機器プログラムの例

医療機器プログラムは、薬機法施行令（昭和36年政令第11号）別表第一において、疾病診断用プログラム、疾病治療用プログラム及び疾病予防用プログラムが定められている。なお、現状では疾病予防用プログラムとして承認等されている製品はない。令和5年3月7日現在、医療機器プログラムに対応する一般的名称は186存在する。

疾病治療用プログラムの例としては「放射線治療計画プログラム」や「ハイリスク薬物動態解析プログラム」などの治療計画支援プログラムや「高血圧症治療補助プログラム」などの行動変容を伴う治療補助用プログラム、「植込み能動型機器管理用プログラム」などのプログラマがある。

疾病診断用プログラムの例としては、「病変検出用内視鏡画像診断支援プログラム」や「X線画像診断装置ワークステーション用プログラム」

といった画像診断支援用のプログラムや、「電子聴診器用プログラム」や「脳磁計用プログラム」といった画像診断支援以外の診断支援プログラム、「家庭用心電計プログラム」や「家庭用心拍数モニタプログラム」などの家庭用診断支援アプリ、「遺伝子変異解析プログラム（がんゲノムプロファイリング検査用）」や「体細胞遺伝子変異解析プログラム（抗悪性腫瘍薬適応判定用）」などの遺伝子変異解析に用いるプログラムがある。

なお、米国において医療機器プログラムは、有体物たる医療機器の一般的名称（米国においてはProduct Codeと呼ばれる）で分類されていることも多いが“Computer-Assisted Diagnostic Software For Lesions Suspicious For Cancer”や“Digital Therapeutic Software For Attention Deficit Hyperactivity Disorder”といった医療機器プログラムに特化したProduct Codeも存在する。このようなことから、日本とは異なり、米国FDAのデータベースより医療機器プログラムの510(k)やPMAの件数を全て抜き出すことは難しい。

（4）製造所の登録

医療機器プログラムは医療機器としての機能を持つ有体物を含まないことから、登録すべき製造所は設計製造所のみとなる。ただし、医療機器プログラムを記録した記録媒体を含むプログラム医療機器については、保管製造所についても登録する必要がある。

4. プログラム医療機器実用化促進パッケージ戦略「DASH for SaMD」

（1）背景

平成25年の薬機法改正により、単体プログラムが医療機器の範囲に含まれることが明確化されて以降、人工知能（以下「AI」という）等を活用した画像診断支援プログラムや患者がスマートフォンにインストールして使用する治療用アプリ等、様々な機能を有する製品が開発・実用化されており、医療機器プログラムの承認件数は増え続けている。また、「医療分野研究開発推進計画」（令和2年3月27日、健康・医療戦略推進本部決定）においても、政府としてプログラム医療機器を含む先端的な医療機器の研究開発を推進していくこととされている。

プログラム医療機器を巡っては、令和2年の秋から、規制改革推進会議医療・介護ワーキンググループにおいて、実用化の促進に向けた薬事規制等の改革について議論がなされ、「当面の規制改革の実施事項」（令和2年12月22日、規制改革推進会議）として取りまとめられた。この中で、①プログラム医療機器開発に関する事前相談体制の強化、②プログラム医療機器の該当性判断基準の明確化、③プログラム医療機器の開発・導入の迅速化に資する審査体制・制度の見直し、④プログラム医療機器の普及に資する医療保険の評価の明確化等の対応を行うこととされた。その後、「規制改革実施計画」（令和3年6月18日閣議決定）においても同内容が盛り込まれるとともに、「経済財政運営と改革の基本方針2021」（いわゆる「骨太の方針」。令和3年6月18日閣議決定）、「成長戦略実行計画」（令和3年6月18日閣議決定）においても、医療機器プログラムの開発・実用化を促進し、開発企業の予見可能性の向上に資するため、審査体制全般について不断の見直しを進めることとされた。

このような背景を踏まえ、厚生労働省では、令和3年11月に「プログラム医療機器実用化促進パッケージ戦略」（通称：DASH for SaMD、DX（Digital Transformation）Action Strategies in Healthcare for SaMD（Software as a Medical Device））を公表し、これに基づき医療機器プログラムの実用化促進のための施策について検討を進めている。

(2) DASH for SaMDの概要

DASH for SaMDは、①萌芽的シーズの早期把握と審査の考え方の公表、②相談窓口の一元化及び医療機器該当性判断基準の明確化、③プログラム医療機器の特性を踏まえた審査制度の創設、④早期実用化のための体制強化等の４つの柱から成る。これにより、プログラム医療機器の開発及び承認審査の迅速化を図り、実用化を促進していくことが目的である。以下、それぞれの取組について説明する。

①萌芽的シーズの早期把握と審査の考え方の公表

医療機器プログラムは、比較的新しい技術を用いた医療機器であり、既存の医療機器の審査の考え方をそのまま当てはめるだけでは対応できない品目が出てくる可能性がある。このため、今後開発、承認申請されるであろうプログラム医療機器の萌芽的シーズを規制当局として早期に

●図 1―プログラム医療機器実用化促進パッケージ戦略（DASH for SaMD）

プログラム医療機器実用化促進パッケージ戦略
（DASH for SaMD）

1.萌芽的シーズの早期把握と審査の考え方の公表

（1）萌芽的シーズの早期把握
プログラム医療機器に関する国内外の状況調査を実施 PMDAとも連携。

（2）特性を踏まえた審査の考え方の整理・公表
国立衛研で具体的評価指標作成 PMDAとも連携。

2.相談窓口の一元化

（1）相談の一元的対応（令和３年４月）
プログラム医療機器の実用化に関し 相談を一元的に受け付ける窓口を置き、下記の各種相談の連携強化を図る
①該当性相談、②開発相談、③医療保険相談

（2）相談事例を可能な限り整理・公表（令和３年２月～）
https://www.mhlw.go.jp/stf/seisakunitsuite/bunya/0000179749_00004.html

3.プログラム医療機器の特性を踏まえた審査制度

（1）特性を踏まえた効率的審査の実施
海外データ・先進医療データの活用
品質管理体制の事前確認制度創設 等

（2）変更計画確認手続制度（IDATEN）の活用
承認後のバージョンアップ等に迅速に対応

（3）革新的プログラム医療機器指定制度の検討
優先相談・審査、事前評価の充実、審査パートナー制度による審査期間短縮

4.早期実用化のための体制強化等

（1）PMDAの専門的な審査部門の新設と厚労省内の体制強化（令和３年４月）
（2）薬食審の専門調査会新設（令和３年４月）
（3）産学官連携フォーラムの設置（令和４年２月）
（4）承認事例公開DBの充実化（令和３年１月）
https://www.pmda.go.jp/review-services/drug-reviews/review-information/devices/0018.html

※）DASH for SaMD＝ DX（Digital Transformation）Action Strategies in Healthcare for SaMD（Software as a Medical Device）

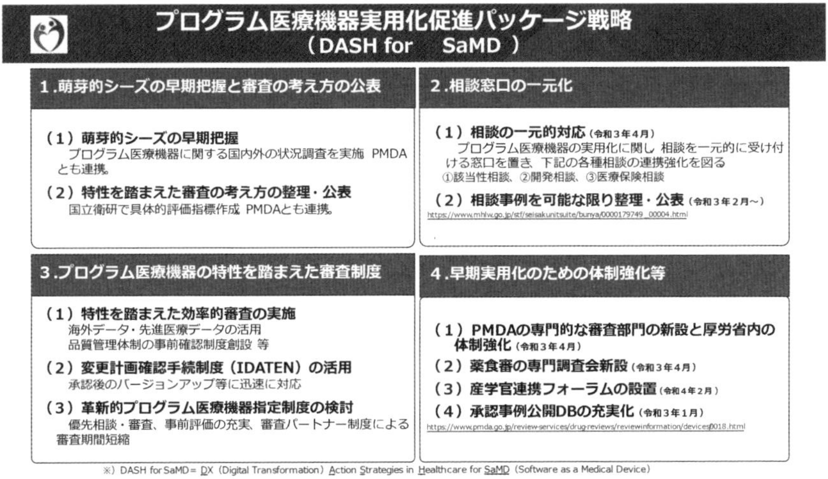

把握し、その特性を踏まえた審査の考え方を前倒しに整理・公表していくことが重要になる。

萌芽的シーズの早期把握

萌芽的シーズの早期把握に関しては、PMDAにおいて、ホライゾン・スキャニング（レギュラトリーサイエンスに基づき、どのような革新的技術が登場しつつあるのか網羅的に調査し、それが規制に及ぼす影響の評価を行うことで、革新的技術に対する適切な規制構築に役立てる取組）に取り組んでおり、これを活用するほか、厚生労働省の調査事業においても、調査を実施することとしている。具体的には、令和３年度に、AIを活用したプログラム医療機器やいわゆる治療用アプリに関して、国内外の開発・承認状況及び規制制度について、国立医薬品食品衛生研究所へ委託し、幅広く調査を行った。

審査の考え方の公表、次世代医療機器評価指標作成事業等

また、審査の考え方の公表に関しては、令和５年３月に新たに「呼吸装置治療支援プログラム」及び「放射線治療計画プログラム」の認証基準を策定しているほか、「腹膜透析用治療計画プログラム」、「歯科インプラント用治療計画支援プログラム」及び「眼科手術治療計画プログラム」について、承認申請に際し必要な評価項目等を示した「審査ポイント」をPMDAのホームページにて公表している。今後も医療機器プログラムの認証基準や審査ポイントは継続して策定、公表していく予定である。

また、PMDAの科学委員会（医薬品、医療機器等の審査業務の科学的側面に関する事項を審議する機関。各分野の外部専門家から構成される）において、ある程度大きなテーマごとに総論的な審査の考え方を示すとともに、厚生労働省の「次世代医療機器評価指標作成事業」において、

具体的な製品に対する、医療機器の開発・審査の際に参考にすべき評価指標を作成・公表してきている。PMDAの科学委員会においては、これまでに、「AIを活用した医療診断システム・医療機器等に関する課題と提言2017」（平成29年12月27日）、「コンピューターシミュレーションを活用した医療機器ソフトウェアの審査の考え方に関する専門部会報告書」（令和３年３月30日）等の提言、報告書を公表しており、令和４年度からは再度「AIを活用したプログラム医療機器に関する専門部会」を立ち上げ、議論を進めている。「次世代医療機器評価指標作成事業」においては、「人工知能技術を利用した医用画像診断支援システムに関する評価指標」（「次世代医療機器評価指標の公表について」（令和元年５月23日付け薬生機審発0523第２号厚生労働省医薬・生活衛生局医療機器審査管理課長通知））及び「行動変容を伴う医療機器プログラムに関する評価指標「次世代医療機器評価指標の公表について」（令和４年６月９日付け薬生機審発0609第１号厚生労働省医薬・生活衛生局医療機器審査管理課長通知））を公表している。

プログラム医療機器のIDATEN運用について整理

さらに、日本医療研究開発機構（AMED）の研究事業である「医薬品等規制調和・評価研究事業」において、令和元年度から３年計画で「人工知能等の先端技術を利用した医療機器プログラムの薬事規制のあり方に関する研究」（研究代表者：国立医薬品食品衛生研究所医療機器部室長中岡竜介）を実施し、AIを活用したプログラム医療機器の薬事規制上の課題と解決策、具体的には、令和元年の薬機法改正で導入されたIDATEN（イダテン、後述）を適用する際の具体的な運用や評価用データに求められる条件等について整理した。

医用画像データの取扱い整理

また、画像診断支援プログラムなどにおいて、既存の医用画像データ等を用いて評価を行う場合の性能試験の取扱いについて倫理性確保及び信頼性確保の両面より取扱いを整理した、「追加的な侵襲・介入を伴わない既存の医用画像データ等を用いた診断用医療機器の性能評価試験の取扱いについて」（令和３年10月26日付け薬生機審発0929第１号医薬・生活衛生局医療機器審査管理課長通知）を、また質疑応答集として「追加的な侵襲・介入を伴わない既存の医用画像データ等を用いた診断用医療機器の性能評価試験の取扱いに関する質疑応答集（Q&A）について」（令和４年12月８日厚生労働省医薬・生活衛生局医療機器審査管理課事務連絡）を発出した。

家庭用医療機器の安全対策まとめ通知発出

その他、必ずしも医療機器プログラムだけを対象としたものではないが、令和2年9月に、スマートウォッチにインストールして使用する「家庭用心電計プログラム」及び「家庭用心拍数モニタプログラム」が承認されたことを受け、家庭において疾病の兆候を検出するような医療機器において、使用者や医療関係者への情報提供や安全対策に関して考慮すべき事項をまとめた、「疾病の兆候を検出し受診を促す家庭用医療機器の承認申請に当たって留意すべき事項について」（令和2年10月26日付け薬生機審発1026第１号・薬生安発1026第１号厚生労働省医薬・生活衛生局医療機器審査管理課長・安全対策課長通知、一部改正令和4年12月13日薬生機審発1213第4号・薬生安発1213第3号厚生労働省医薬・生活衛生局医療機器審査管理課長・安全対策課長通知）を発出している。

②相談窓口の一元化及び医療機器該当性判断基準の明確化

相談窓口の一元化

医療機器の開発に関連して多く実施される相談には、医療機器への該当性に関する相談、薬事開発に関する相談、医療保険に関する相談があり、従来はそれぞれ都道府県の薬務主管課、PMDA、厚生労働省医政局医薬産業振興・医療情報企画課へ相談する必要があった。しかし、医療機器プログラムの開発を行う企業にはスタートアップ企業等の小規模な企業が多く、薬事開発に不慣れな企業も多いことから、令和３年４月１日付けで、医療機器該当性、薬事開発、医療保険に関する相談を一元的に受け付ける窓口をPMDAに設置し、相談者の利便性の向上を図るとともに、各相談担当部署間の連携を強化した。現在、１営業日当たり１件程度の相談を受けており、多くの企業等にご利用いただいている状況である。

医療機器該当性判断基準の明確化

プログラムの医療機器該当性判断については、従来都道府県の薬務主管課において対応してきたところであるが、都道府県によって判断が異なることがあるため、判断基準の明確化、判断事例の公表が必要であるとの指摘を受けていた。これは、プログラムのうちクラスⅠの一般医療機器に相当するものについては、医療機器の範囲から除外されているため、該当性判断に当たってクラスⅠ相当かクラスⅡ以上かを判断する必要があり、他の医療機器と比べて判断が難しい事例が多いことが、原因の一つと考えられた。このため、「プログラムの医療機器該当性に関するガイドラインについて」（令和３年３月31日付け薬生機審発0331第１号・薬生監麻発0331第15号厚生労働省医薬・生活衛生局医療機器審査管理課長・監視指導・麻薬対策課長通知、令和５年３月○日一部改正）

を発出し、該当性の判断基準をより具体化するとともに、該当事例／非該当事例を可能な限り盛り込んだ。クラスⅠ又はⅡ以上の判断については、上記ガイドラインにおいて、疾病の治療、診断等への寄与度、機能の障害が生じた場合に人の生命・健康に影響を与えるおそれの２点を考慮して判断を行うこととしており、その際に勘案すべき要素（対象患者、医療行為の代替性、独自のアルゴリズムの有無等）について具体的に示している。

また、ガイドラインに入りきらなかった個別の相談事例についても、相談者の了解が得られたものは、厚生労働省のホームページに全て公開している。なお、プログラムの医療機器該当性の相談については、従来はまず最寄りの都道府県の薬務主管課に相談するよう案内していたが、上記の一元的相談窓口の設置に伴い、最初から厚生労働省の担当課（医薬・生活衛生局監視指導・麻薬対策課）に相談することが可能となった。

③プログラム医療機器の特性を踏まえた審査制度の創設

変更計画の確認制度（通称IDATEN）

プログラム医療機器の特性を踏まえた審査制度として、令和元年の薬機法改正で導入された変更計画確認手続制度（通称IDATEN：Improvement Design within Approval for Timely Evaluation and Notice）がある。この制度は、承認事項の変更を行うに当たって、事前に変更計画の内容（承認事項の変更内容、有効性・安全性が確保されていることを検証するための試験計画及び達成基準等）について確認を受けておくことで、迅速に変更を行うことができる（臨床試験が不要な変更の場合、通常であれば承認事項一部変更承認が必要な変更を届出で行うことができる）制度であり、令和２年９月に施行された。本制度は、例えば有体物である医療機器の構成品の追加等だけでなく、AIを活用したプログラム医療機器のように、一度承認を受けた後にデータを追加して学習させる等により性能向上が図られる医療機器等を対象として想定している。

令和5年2月時点で、本制度に基づき変更計画の確認を受けたのは4品目あり、変更計画に基づく届出も3件受理されている。AIを活用したプログラム医療機器の性能向上等にもさらに活用していただけるよう、「人工知能関連技術を活用した医療機器の変更計画の確認申請に関する質疑応答集（Q＆A）について」（令和4年3月31日厚生労働省医薬・生活衛生局医療機器審査管理課事務連絡）を発出した。

プログラム医療機器に係る優先的な審査等の試行的実施

また、革新的プログラム医療機器指定制度の創設について検討しており、現在試行的に運用を開始している。医療機器プログラムは、従来の医薬品や医療機器とは異なる新たな診断・治療のモダリティーとして期待されており、我が国発の革新的な医療機器プログラムの実用化を積極的に支援していく必要があるが、既存の「先駆的医療機器指定制度」では十分に対応できないという課題があった。例えば、いわゆる治療用アプリでは、生活習慣病等を対象としたものが多く、先駆的医療機器の対象疾患の重篤性に係る要件を満たさないものが多い。また、診断支援プログラムでも、非専門医による診断の質を広く向上させるといった場合に、既存診断法と比較して著しく高い有効性をどのように判断するのかといった問題がある。このため、「プログラム医療機器に係る優先的な審査等の試行的実施について（令和4年9月2日薬生機審発0902第2号厚生労働省医薬・生活衛生局医療機器審査管理課長通知）」を発出し、プログラム医療機器の特性を踏まえた要件設定を行った上で、優先的な相談や審査等の対象とするプログラム医療機器を指定し、それらについて厚生労働省及びPMDAが優先的な相談や審査等を伴走しながら行うという制度を現在試行運用している。本取り組みは令和５年度以降も継続することを予定しており、要件については試行の状況を踏まえ、適宜改正を行う。

優先的な審査等の指定を受けられるプログラム医療機器は、以下の３要件すべてを満たすものである。

(1)　指定要件１：治療法、診断法又は予防法の画期性

原則として、プログラム医療機器としての原理が既存の医療機器と比べて明らかに異なるものであること。

(2)　指定要件２：対象疾患に係る医療上の有用性

以下のいずれかに該当するものであること

ア　既存の治療法、予防法若しくは診断法がない、又は、臨床試験等（公的な競争的資金により実施された臨床研究を含む。）において既存の治療法、予防法若しくは診断法に比べて極めて高い有効性若しくは安全性が見込まれること。

例えば、根治率の向上や合併症の軽減等を可能とする治療計画支援用プログラム、重篤な疾病の早期発見を可能とする疾病診断用プログラム、既存の診断法と比較して明らかに高い診断性能により従来の診療フローの改善が可能な疾病診断用プログラム等が挙げられる。

イ　臨床試験等（公的な競争的資金により実施された臨床研究を含む。）において、高い有効性及び安全性が確保されていることに加え、患者の肉体的・精神的な負担等の観点から、既存の治療法、予防法又は診断法と比べて医療上特に有用であると見込まれること。

例えば、既存の治療薬の減量が可能な疾病治療用プログラム、既存の侵襲が非常に高い検査・診断法と同等の検査・診断が侵襲なく実施できる疾病診断用プログラム等が挙げられる。

(3)　指定要件3：世界に先駆けて日本で早期開発及び承認申請する意思並びに体制

日本における早期開発を重視し、世界に先駆けて又は同時に日本で承認申請される（最初の国の承認申請を起算日 とし、同日から30日以内の申請は同時申請とみなす。ただし、申請日と申請受理日が存在する国においては、申請受理日を起算日とする。）予定のものであり、独立行政法人医薬品医療機器総合機構(以下「総合機構」という。）で実施されている先駆け総合評価相談 を活用し承認申請できる体制及び迅速な承認審査に対応できる体制を有していること。

プログラム医療機器の特性を踏まえた審査・承認制度の導入を検討

さらに、医療機器プログラムは、従来の医療機器とは異なる安全性に係る特性や製品ライフサイクルを有していることから、その特性に応じた承認制度の導入について検討している。特に、プログラムの市場で使用されることで育つという性質や、大規模な臨床試験等により臨床的意義を確立するまでに開発のフェーズが数段階変わるなどの状況に対応するべく、「医療機器の「臨床試験の試験成績に関する資料」の提出が必要な範囲等に係る取扱い（市販前・市販後を通じた取組みを踏まえた対応）について」（平成29年11月17日薬生機審発1117第1号、薬生安発1117第1号）（通称リバランス通知）におけるケース3「診断の参考情報となり得る生理学的パラメータを測定する診断機器に関する相談」を参考に、一定の測定あるいは治療の性能を確認した段階で薬事承認を行い、市販後に臨床的な有用性に関するエビデンスを構築した上で、臨床的意義を含めた使用目的による第二段階の承認を目指すといった開発の方法の可能性を検討している。その他、米国FDAや欧州で検討されている制度も参考にしつつ、プログラム医療機器の特性を踏まえた承認制度について検討しているところである。

5. 早期実用化のための体制強化等

プログラム医療機器の承認審査を迅速かつ適切に行うために、令和3年4月1日付けで審査体制の強化を行った。具体的には、厚生労働省医薬・生活衛生局医療機器審査管理課にプログラム医療機器審査管理室を設置した。また、PMDAの医療機器ユニットにプログラム医療機器審査室を設置し、専門性を有する審査員を配置した。さらに、医療機器の製造販売承認の可否等について審議を行う薬事・食品衛生審議会医療機器・体外診断薬部会の下に、プログラム医療機器調査会を設置し、専門性を有する委員を配置した。プログラム医療機器調査会での議論は厚生労働省のホームページに議事録が公表されている。

また、アカデミア及び産業界からプログラム医療機器の薬事規制、承認審査等に関する課題を吸い上げるとともに、行政から新たな制度の周知等を行う場として、SaMD産学官連携フォーラムを設置した。令和5年2月時点で、2回のフォーラムと1回のサブフォーラムを開催しており、今後も継続していく予定である。

また、網羅的な承認品目情報の公表が必要であるとの指摘を踏まえ、令和3年1月より、これまでPMDAのウェブサイトで公表していた新医療機器及び改良医療機器（臨床あり）の承認品目リストに加え、改良医療機器（臨床なし）及び後発医療機器の承認品目リストも公表している。

以上、ここまで医療機器プログラムに関する規制の現状や医療機器プログラムをより迅速に市場に導入するための取組みについて述べてきた。医療機器プログラムは従来の医療機器とはステークホルダーが異なることもあり、行政として丁寧に各関係者と対話を重ね、課題に対応しようとしている。また、医療機器の開発という点ではプログラム医療機器も従来のような有体物の医療機器も把握すべきマイルストーンは同じであり、その確認にはAMEDが発行する「サクセス双六で見る研究開発のステップ」が非常に参考となるため、ぜひ活用していただきたい。

0302

行動変容プログラムのガイドラインについて

新倉奈々（元経済産業省　商務・サービスグループ　医療・福祉機器産業室）

1. 開発ガイドライン

経済産業省では、今後実用化が期待される先進的な医療機器の開発や薬事審査の円滑化・迅速化に資する「医療機器開発ガイドライン（手引き）」（以下「開発ガイドライン」という）を、厚生労働省との連携の下、産学の協力を得て策定している。これまでも、多くの工学的安定性や生物学的安定性等に資する評価基準等が策定されており、産業育成の観点からも医療機器に関連する研究開発の指針の明確化が進められている。ここでは、令和５年３月に公表された「医療・健康分野における行動変容を促す医療機器プログラムに関する開発ガイドライン2023（手引き）」（以下「行動変容ガイドライン」という）の内容から、医療機器プログラムの開発のポイントや考え方を示す。

2. 行動変容ガイドラインの背景と目的

行動変容を促すプログラムは、医療機器、非医療機器、いずれかを意図して開発を始めた場合でも、実装の過程で機能・目的の追加・削除が行われた結果として、最初の意図と異なる法規制上の判断がなされる場合がある。そのため、製品の開発の初期段階から製品の位置付けを十分検討することが重要である。また、このプログラムの分野は医療機器や医薬品の事業者のみならず、情報サービス事業からの新規参入が期待されているが、医療関連法規制の知識・経験が乏しい場合は、医療機器該当性相談や薬事相談において論点がかみ合わない等の問題が生じることが懸念される。厚生労働省の医療機器該当性相談窓口など、行政側サポートはあるものの、医療関連法規制の知識・経験不足により、初期開発時につまずくケースは多い。そのような中において、行動変容ガイドラインは初期開発に陥りやすいハードルを超えるための、基本的な考え方が示されている。

また、経済産業省では医療機器分野への新規参入者等に向けた支援に取り組んでおり、「医療・ヘルスケア分野におけるウェアラブル機器開発の基礎知識 令和元年度版」、「セルフケアを支える機器・ソフトウェア開発の基礎知識R2年度版」といった医薬品医療機器等法上の基礎知識を解説するガイドブックも公開している。

3. 行動変容ガイドラインの特徴

行動変容ガイドラインの主な特徴は、a. 製品開発にあたっての考え方、b. 開発コンセプトを明確にするためのポイント、c. 目的と目標の考え方、を示している点である。これらの特徴を理解することは、行動変容プログラムの開発の特徴を知る上でも有用である。

a. 製品開発にあたっての考え方

一般的な行動変容プログラム開発は、図のようなプロセスをたどると考えられる。医療機器、非医療機器どちらを意図した製品であっても、それは「基礎研究／市場調査」「製品開発」フェーズにおいて医療機器/非医療機器どちらの区分にもなりうる。また、「製品開発」フェーズなどで、その区分が変わり出戻りが生じると、大きな損失が出てしまう。このことから、早い段階から常にゴールを見据えた開発コンセプトの設定が重要となる。

b. 開発コンセプトを明確にするためのポイント

前述した通り、行動変容プログラムの開発では、開発の初期段階から、

●図―医療・健康分野における行動変容を促すプログラムの開発プロセス

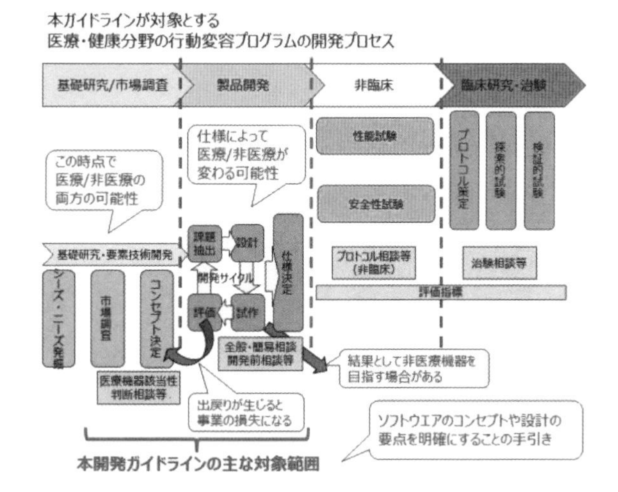

出典：国立研究開発法人日本医療研究開発機構「医療機器の研究開発マネジメントステージゲート」を一部修正した行動変容ガイドラインより

医療機器として承認・認証を取るのか、そうではないのかを十分検討することが重要となる。それは、プログラム実用化に向けた大きな分岐点となるが、開発の初期段階においては、医療機器への該当性を起点に考えるのではなく、そもそも何を実現したいのか、どのような背景でどのような目的で、誰を対象にして、どのように使用されるのかを、開発コンセプトの中で明らかにすべきである。以下、行動変容ガイドラインから、製品の開発コンセプト（製品概要）を明確するためのポイントを示す。

ｉ.行動変容ガイドラインでは、「対象とする製品の開発着手に至った背景や特徴を含め整理する」こととされている。例えば、「食事療法を促進・継続するためのプログラム」であれば、「生活習慣病を有する患者が、自分の状態や食事量などを記録し、記録した情報から患者個人に最適化された食事内容を提示することで、適切な食事療法を継続的に行う」というものである。

ⅱ.医療機器／ヘルスケア機器の特性として、誰がどのように使用するのか、使用する人の属性や、使用状況を把握することも重要である。また、行動変容を起こす主体者がユーザーである場合だけではないことに注意が必要である。例えば、子どもの受診勧奨のために保護者にメッセージを表示したり、家族の健康的な食生活や運動習慣のために食事のレシピや運動メニューを家族その他の誰かに提案したりする場合である。こうした間接的なアプローチによる行動変容のあり方も考えられる。ユーザーの属性がもたらす効果やリスクの変化への対応が重要である。

ⅲ.行動変容プログラムの大きな特徴である行動変容を起こす仕組みに

ついて明確にすることも重要である。どのような対象者に対して、プログラムがどのような働きかけを行い、どのような行動変容を期待するのか、明らかにするべきである。例えば、【誰に】肥満症の患者に対して、【プログラムの働き】日々の体重と運動量を記録し、体重と運動量に応じ食事指導をすることにより、【行動変容】適切なカロリー量の食事を摂るようにさせるというように明確化する、といったことが「行動変容を起こす仕組み」に相当する。

ⅳ.開発する製品と、既存の治療法及び診療ガイドライン等の関係を明らかにすることが必要である。既存の治療法や診療ガイドライン、既存の製品（類似医療機器）に対して、どのような部分が一致し、どのような部分が異なるのかなど、製品の位置付けについて整理を行う。

c. 目的と目標の考え方

一般的な行動変容プログラムは、意図する目的（例：糖尿病における健康管理のために適正体重の維持 ）を達成するために、目標（例：目標体重、食生活の改善）を定めている。この目標は、ユーザーが製品の使用により目指すべき目標と、目標に至るまでのモチベーション維持や進捗確認としてのサブ目標に分けて考えることができる。サブ目標への分割は、想定される使用期間などで目標を分ける場合や、開発者のノウハウに基づき独自に設定するなど、様々な方法が考えられる。

目的と目標、サブ目標の間には、先行研究などを参考に、何らかの関連性が見込まれることが重要である。例えば、医療機器として最終的に承認取得を考えた場合、サブ目標が達成されれば目標達成に近づき、目標が達成されれば目的が達成されることを、科学的に高い蓋然性をもって示すことが求められる。仮に、開発の初期段階で、何ら関係性が見られない目標やサブ目標を設定してしまうと、後々の有効性の検証などが極めて困難になることも懸念される。

4. おわりに

行動変容を促す医療機器またはヘルスケア機器としてのプログラムは、従来の侵襲性のある治療や服薬を代替する手段として大きな可能性を持ち、国内外で開発が進行中である。しかし、その設計・開発から上市までの道のりが依然不透明であるなか、行動変容ガイドラインは、その一部について考え方を示し、これから設計を行う開発者に役立つものである。しかし、規制と市場、双方が成長段階の分野であり、今後もヘルスケア機器の扱いなどについては議論が必要であろう。経済産業省、厚生労働省では、「SaMDに関する産学官連携フォーラム」を立ち上げ、産学官による課題開発に向けた情報共有、意見交換を行っている。第1回フォーラムは厚生労働省主体で2021年2月4日に開催され、第2回は経済産業省主体で2022年12月1日に開催された。第2回フォーラムでは、主に医療データを活用した研究開発や実用化の課題、収益化予見性に関する課題が示された。行動変容を促すプログラムには、今後の医療を大きく変えるイノベーションが期待される。実用化の課題は多いが、規制面、開発面の双方で確実に歩みが進んでおり、これからも産学官の連携が強く求められる分野であろう。

[参考文献]

1）経済産業省HP, 医療機器等の開発・実用化促進のためのガイドライン策定事業 https://www.meti.go.jp/policy/mono_info_service/healthcare/report_iryou_fukushi.html

2）医療機器等開発ガイドライン事業実務委員会事務局HP(産業技術総合研究所)https://md-guidelines.pj.aist.go.jp/?page_id=331
3）医療・福祉機器の調査・報告書一覧HP（経済産業省），医療・健康分野における行動変容を促す医療機器プログラムに関する開発ガイドライン2023（手引き）https://www.meti.go.jp/policy/mono_info_service/healthcare/202303.55.pdf
4）日本医療開発研究機構HP令和４年度「SaMDに関する産学官連携フォーラム」開催のお知らせhttps://www.amed.go.jp/news/event/20221201.html

0401

医療機器の保険制度とプログラム医療機器の課題

藤原崇志（公益財団法人大原記念倉敷中央医療機構倉敷中央病院）
村上まどか（独立行政法人医薬品・医療機器総合機構）

1. 医療機器はいくらで販売することができるか？

プログラム医療機器の開発、製品化を検討する際に重要になってくるのが、医療機器の販売価格である。医療機器に関して国が定める価格があるかと聞かれる方も多いが、開発した医療機器は実際いくらで売れるのか、いくらで売ってよいのか、また価格設定をどのように考えていくべきかよく分からない、というのは医療機器に新規参入する企業からよく相談される内容である。また既存のハードウェア型の医療機器と異なり、プログラム医療機器は実体をもたないため、既存の医療機器の保険算定のルールとかみ合わないところがある。本稿ではプログラム医療機器の販売に関わる話、特に保険制度について取り上げる。

2. 保険診療における医療機器

病院や診療所で提供される医療機器等を含めた医療行為の多くは保険診療で提供される（自由診療や混合診療については本稿では扱わない）。患者が病院・診療所を受診した際、医療者は患者を診察し、必要に応じて医療機器等を使用して医療行為を行う。例えば、血圧計を使って血圧を測定する、注射器・針を使って採血し血液検査装置で血液検査をする、CTやMRIを使って画像検査をするなどである。また、電気メスを使って手術する、心臓ペースメーカーや人工関節などを体内に埋め込むなどの医療行為もある。

医療機関が医療機器を用いて患者に医療提供する場合、医療機関はその医療機器を医療機器メーカー（医療機器製造販売業者）から販売業者を通じて購入する。そして医療機関は患者に提供した医療内容に従って

●図 1—保険診療における医療機器

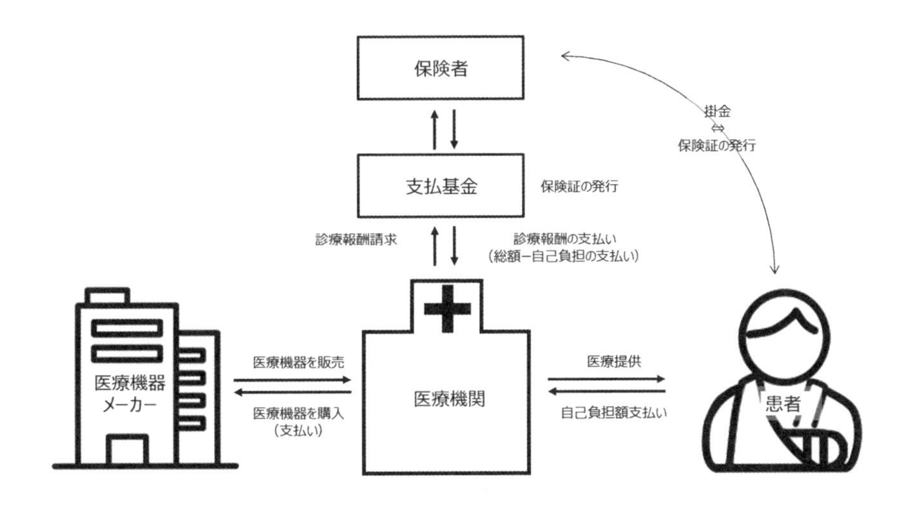

診療報酬請求書を作成し、それで支払基金に請求することで収入を得る**(図1)**。医療機器メーカーは医療機器の販売価格を自由に選択することができるが、購入側の医療機関は医療機器を使用して得られる収入が国によって定められていることから、実際にはその公定価格で医療機器が取引されることは極めて稀である。

3. 診療報酬における医療機器の費用

診療報酬とは、医療機関や薬局が医療サービスや医薬品を提供した際に対価として受け取る報酬をいう。診療報酬は点数で表されており、原則として1点10円である。厚生労働省は医療サービス、医薬品及び医療機器に対する診療報酬点数と算定要件を定めており、新たな医療機器を保険診療で使用するためには、その医療機器の使用における診療報酬点

●図 2―診療報酬における医療機器

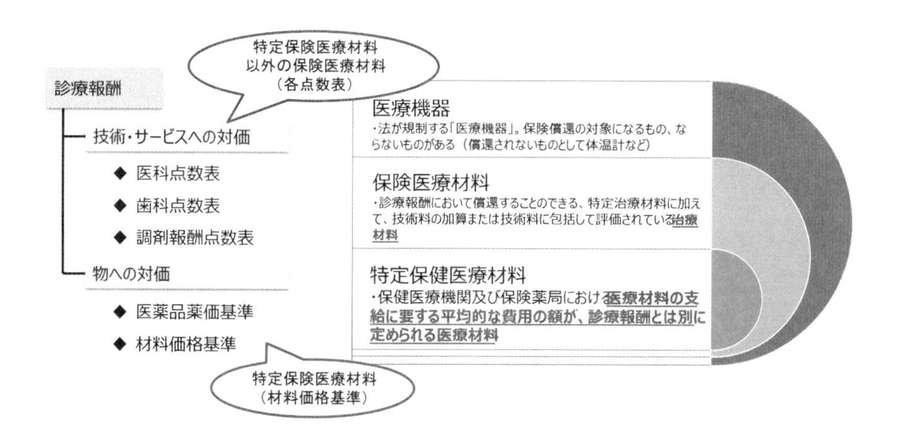

数を決めるための保険適用手続きが必要になる。

診療報酬では医療者による医療行為を、医療者による「技術・サービス」（技術料）に紐づき評価するものと、「物への対価」に紐づき評価するものの2つに分けている。医療機器のうち、技術料に紐付き評価されるものを「特定保険医療材料以外の保険医療材料」といい、物への対価に紐付き評価されるものを「特定保険医療材料」という（図2）。特定保険医療材料は、「機能区分」ごとに保険償還価格（保険医療機関等が保険請求できる金額）が定められており、これを「基準材料価格」という。診療報酬点数表で各診療行為（技術料）が「点」で示されるのに対し、基準材料価格は「円」で示される。

なお「保険医療材料」とは、診療報酬において償還することのできる、特定治療材料（在宅療養用器材、特定検査用器材、フィルム、特定画像診断用器材、特定治療器材など）などに加えて、技術料の加算または技術料に包括して評価されている医療材料をいい（中央社会保険医療協議会建議書（平成5年9月24日））、「特定保険医療材料」は保険医療機関及び保険薬局における医療材料の支給に要する平均的な費用の額が診療報酬とは別に定められる医療材料をいう（「特定保険医療材料の保険償還価格算定の基準について」（令和4年2月9日付保発0209第3号））と定義されている。

保険医療材料、特定保険材料の事例

医療機器は、1回使い切りのもの（例：注射筒・針、ペースメーカー）、リユースのもの（メス・手術器具）、医療機関に設置する設備（CTやMRI機器等）と様々である。また1回使い切りのものであっても注射針などの安価なものからペースメーカーなどの高額なものまで様々である。

技術料に含めて評価される医療機器の典型例は注射筒などの消耗品である（図3）。様々な用途に使用できるもの、安価なものはこの区分になることが多い。医療機関は注射筒を用いて血液検査を行うことで「末梢血液一般検査」などの保険点数を請求することができる。

また、CTやMRI装置などの設備も技術料に含めて評価される医療機器である（図4）。何年も繰り返し使用することができるもので、1患者に1回検査するごとに保険請求を行うことができる。

技術料に含めて評価される医療機器でも、その医療機器を用いることで追加の保険点数（加算）が請求できるものもある。通常は特定の用途に使用される医療機器で、例えば超音波凝固切開装置超音波凝固切開装置があげられる（図5）。医療機関は手術を患者に提供した場合、それぞれ

●図3—技術料に含まれる消耗品（医療機器）

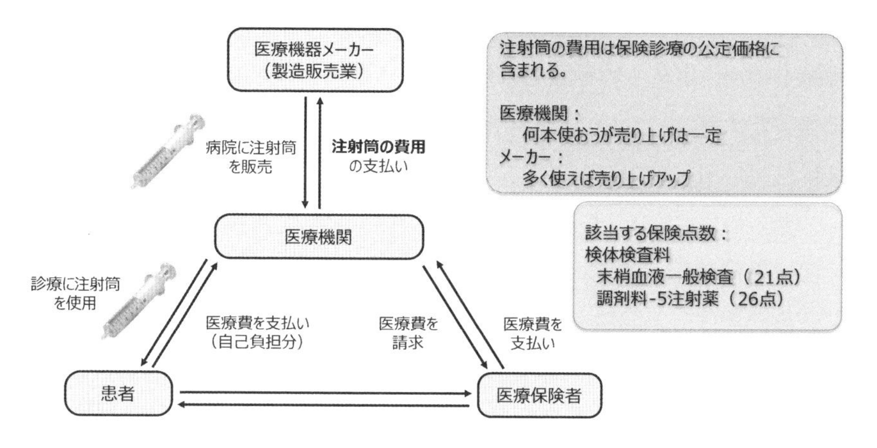

●図 4—技術料に含まれる医療機器の使用

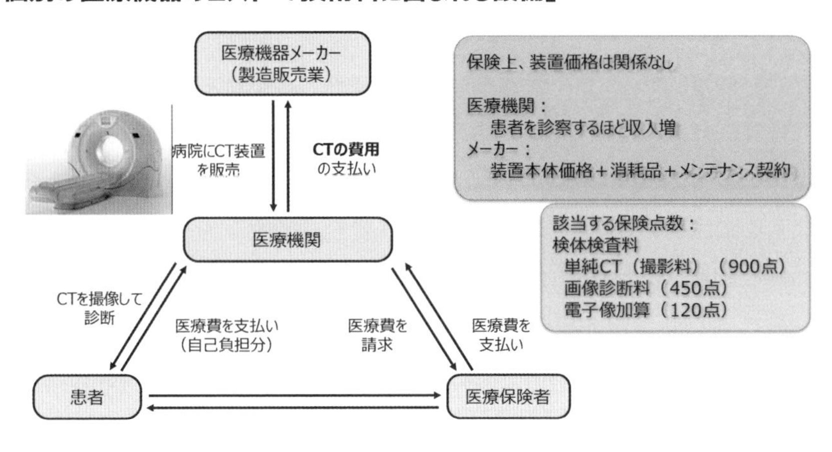

●図 5—技術料＋加算（医療機器の使用）

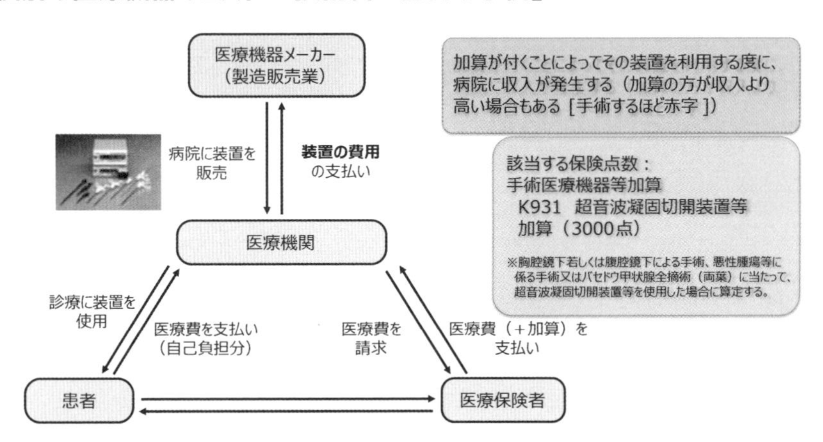

の手術内容によって請求できる保険点数が定められているが、超音波凝固切開装置を使用した場合、手術に関する保険点数に加えて、“超音波凝固切開装置”を使用した分を加算して保険点数を請求することができる。

「物への対価」として評価される医療機器である特定保険医療材料として代表的なものはペースメーカーである（図6）。特定保険医療材料は、特定の医療行為に関わるもので、特定の医療行為の技術料に比べて、高額なものの場合にこの区分になることがある。ペースメーカーを患者に埋め込む場合、医療機関は、医療者による技術料「両心室ペースメーカー移植術（心筋電極の場合）」の3万1510点（31万5100円）と、埋め込むペースメーカー例えば「デュアルチャンバ（V型）」の価格の約75万円を合わせて請求することができる。

●図6―技術料＋技術料とは別に保険請求できる特定保険医療材料

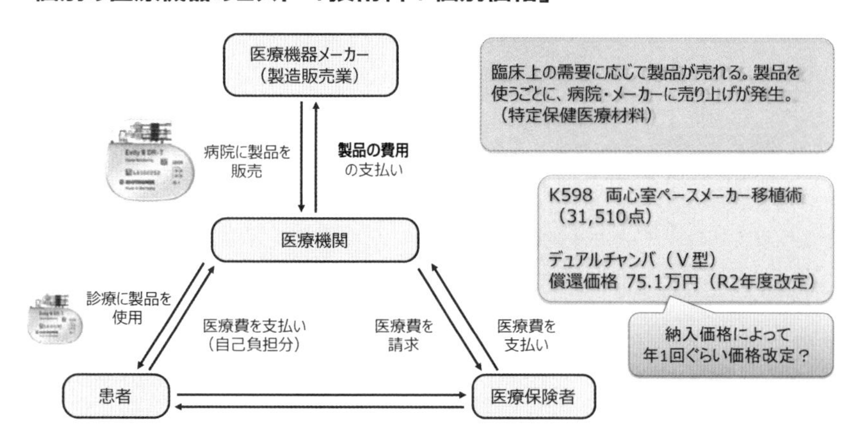

プログラム医療機器を開発する場合は、開発する製品がどの区分に該当するのか考えながら開発をする必要がある。

4. 医療機器の保険適用区分

プログラム医療機器を含む、医療機器の保険適用の概要や留意点については厚生労働省医政局医薬産業振興・医療情報企画課医療機器政策室の公表する「令和４年度医療機器・体外診断用医薬品の保険適用に関するガイドブック（令和５年（2023年３月））」に詳しく解説されているため、まずはこれを熟読することをお勧めする。

医療機器の保険適用上の区分（評価区分）はABCRFがある**（図7）**。A1からA3及びC2は技術・サービスへの対価として評価されるものであり、B1からC1及びRは特定保険医療材料として評価されるものであ

●図 7―医療機器の保険適用上の区分

A1（包括）
既存の診療報酬項目において包括的に評価　（例：ガーゼ、縫合糸、静脈採血の注射針）
A2（特定包括）
既存の特定の診療報酬項目において包括的に評価　（例：超音波検査装置と超音波検査）
A3（既存技術・変更あり）
当該製品を使用する技術を既存の診療報酬項目において評価（留意事項等の変更を伴う）

B1（既存機能区分）
既存の機能区分により評価され、技術料とは別に評価　（例：冠動脈ステント、ペースメーカー）
B2（既存機能区分・変更あり）
既存の機能区分により評価され、技術料とは別に評価（機能区分の定義等の変更を伴う）
B3（期限付改良加算）
既存の機能区分に対して期限付改良加算を付すことにより評価

C1（新機能）
新たな機能区分が必要で、それを用いる技術は既に評価　（例：特殊加工施された人工関節）
C2（新機能・新技術）
新たな機能区分が必要で、それを用いる技術は未評価　（例：リードレスペースメーカー）

R（再製造）
再製造品について新たな機能区分により 評価

F 保険適用に馴染まないもの

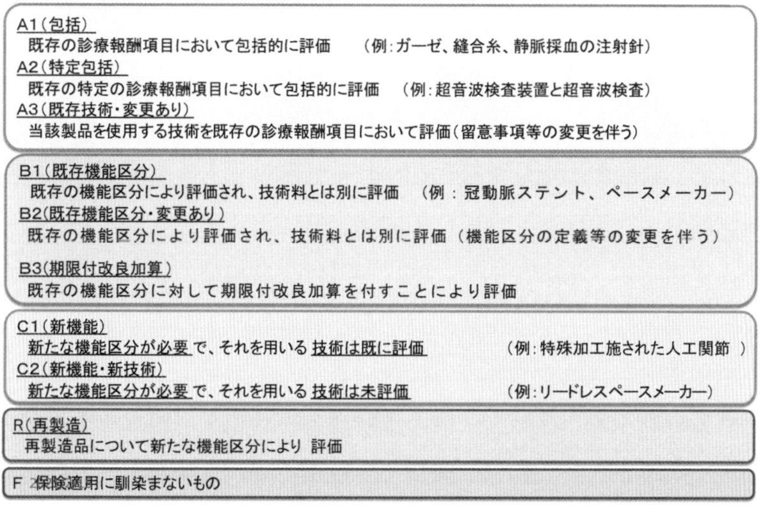

る。これら区分については「医療機器の保険適用等に関する取扱いについて」（令和４年２月９日医政発0209第３号、保発0209第４号、厚生労働省医政局局長・厚生労働省保険局長通知）にて定義されている。

少し詳しくみてみると、A1（包括）は、ガーゼや縫合糸、静脈採血の注射針など廉価な材料であり、既存の治療技術に関する診療報酬項目において包括的に評価するものが該当する。A2（特定包括）は、「水晶体再建術」や「腹腔鏡下胆嚢摘除術」といった既存の特定の治療技術に関する診療報酬項目において使用される眼内レンズや腹腔鏡など当該項目で包括的に評価するものである。また、超音波凝固切開装置など使用される技術が限られていたり、在宅の酸素ボンベなど医療機関からの貸し出しの形態をとるものなど、技術料に加算して評価するものもある。A3（既存技術・変更あり）は、留意事項等の変更を伴うものである。A1からA3に該当する保険医療材料は、診療報酬項目（技術料）の中に当該保険医療材料の価格も含まれているため、医療機関は、診療報酬項目と別に当該保険医療材料の価格を保険請求することはできない。

B1（既存機能区分）は冠動脈ステントやペースメーカーのように、その医療機器が特定保険医療材料及びその材料価格（材料価格基準）に定められている既存の機能区分のいずれかに該当するものである。B2（既存機能区分・変更あり）は既存の機能区分により評価されるが、留意事項等の変更を伴うものである。B3（期限付改良加算・暫定機能区分）は既存の機能区分に、期限付き改良加算が付されたものである。

C1（新機能）は新たな機能区分が必要で、それを用いる技術は既に評価されているものが該当し、例えば新規の特殊加工が施された人工関節などがそれに当たる。C2（新機能・新技術）は新たな機能区分が必要で、それを用いる技術は未評価のものである。リードレスペースメーカーなどがこの区分で評価された。

5. プログラム医療機器の保険適用の課題

プログラム医療機器の保険適用も有体物の医療機器と同様に、承認、認証あるいは届出といった薬事的な手続きを経たのちに、厚生労働省へ保険適用希望書を提出して決定される。有体物の医療機器はこれまで様々な製品での前例があり、多くの場合はそれらを参照することで保険償還価格や関連技術料については予測が立てられる場合が多いが、一方でプログラム医療機器が医療機器規制の対象となったのは約10年前と比較的新しく、新規性のあるプログラムの承認件数はまだ多くはないことから、保険適用戦略を考える上での参考となる前例を探しづらいという難しさがある。また、後述するようにプログラム医療機器の臨床上の位置づけは検証された性能によって開発当初の想定から変わることも多くある。従って、プログラム医療機器の開発にあたっては、開発の各ステージにおいてこまめに保険適用戦略を見直しながら進めることが重要である。

前述のガイドブック20ページに記載の通り、保険適用において、医療機器に該当するプログラム医療機器については、製品の特性に応じて、①技術料に平均的に包括して評価されるもの、②特定の技術料に加算して評価されるもの、③特定の技術料に一体として包括して評価されるもの、④特定保険医療材料として評価されるもの——がある。開発する製品がこれらのうちどれに該当するかについては、製品の臨床的位置づけ及び実際に検証された性能が大きく関わる。

ところが、プログラム医療機器の場合には、その使用目的が疾病の診断や治療の補助的な位置づけであることが多く、そもそも開発品により有用性を上乗せする土台となる既存療法の臨床的位置づけがあいまいであるとか、あるいは効果量が小さく有用性の見積もりがしづらい、思ったようなデータが得られず製品を適用する範囲の見直しが必要になるといったことが起こりやすい。

開発しようとするプログラム医療機器の臨床的位置づけについては、対象とする疾病の診断や治療における学会ガイドラインでの標準的なフロー等において、どの部分を担うものであるかを考え、また医学専門家の意見を広く聞くことが重要である。その上で、開発の初期段階においては、0301章で紹介した「SaMD一元的相談窓口（医療機器プログラム総合相談)」に医療保険に関する相談を申し込むことが有用である。その際には薬事開発に関する相談を同時に申し込むことで、薬事開発と保険の連携の取れた助言を得ることが可能となる。

なお、先にも述べたように、開発する製品の臨床的位置づけが、開発ステージが進むにつれ少しずつ変わってゆくことが多いのがプログラム医療機器の特徴の一つであり、保険適用戦略はそれにより変わり得るものであるため、製品の適用範囲が変わるようなタイミングで、あるいはPMDAへの相談を経て開発ステージが変わるようなタイミングなどで、厚生労働省医政局医薬産業振興・医療情報企画課に保険適用に関する相談を行うのがよいだろう。

6. 参考：承認事項外のプログラム部分の更新にかかわる問題

最後に、保険適用に向けた戦略とは少し離れるトピックであるが、「保険適用を希望するプログラム医療機器の取扱いについて」(令和4年7月

19日厚生労働省医政局医薬産業振興・医療情報企画課、医薬・生活衛生局医療機器審査管理課事務連絡）を紹介する。

プログラム医療機器の場合、承認事項とはならないプログラム部分が承認取得後に更新される場合がある。このような変更は承認・認証の判断には影響がないものの、保険適用後の製品リリースのタイミングには大きく影響する場合がある。基本的には、製造販売業者は製品が保険適用されたら遅滞なく市場に流通させられるための準備をすべきものであることから、承認の範囲を超えない軽微なプログラムの修正が予定されている場合、承認審査の中でその内容と修正の計画をPMDAに提出し、承認取得後、プログラムの修正完了についてもPMDAに報告することとされている。また、保険適用を希望する製造販売業者は、厚生労働省医政局医薬産業振興・医療情報企画課にも修正完了に係る自己宣言書を提出することとされている。

プログラム医療機器の保険適用については欧米でも様々な取組みや議論があり、日本においても引き続きプログラム医療機器の特性を踏まえた保険制度の検討がなされることが期待されるため、中央社会保険医療協議会での議論などを継続的に追うとよいだろう。

0501

SaMD開発を後押しする海外の規制

浅原弘明、桐山瑶子（株式会社MICIN）

はじめに

SaMD（Software as a Medical Device、サムディ、プログラム医療機器）、特に人工知能（AI）技術を活用したSaMDは、従来の薬事承認制度で前提とされてきた伝統的な医療機器とは異なる製品特性を有することから、薬事承認のあり方に関してSaMDの特性を考慮する必要があるとして、国際医療機器規制フォーラム（The International Medical Device Regulators Forum：IMDRF）でもこの10年近くSaMDに関連したワーキンググループ等が開催されてきた。また、AIを活用したSaMDだけではなく、昨今では注目領域となっているデジタル療法（Digital Therapeutics：DTx）についても、各国で開発が活発化しており、その評価方法等について議論が活発化している。

本稿では、SaMDを中心としたデジタルヘルス領域における製品の開発・上市加速を狙った取り組みを世界に先駆けて行ってきた米国及びドイツの制度について取り上げる（なお、本稿は2022年12月時点の情報をもとに作成している)。

1. 米国の取り組み：Pre-Certプログラム

1.1 Pre-Certプログラムの意義

米国では、規制当局である米国食品医薬品局（Food and Drug Administration：FDA）が医療機器の薬事承認を所管している。SaMDを含めたデジタルヘルス製品の開発が増加している昨今の潮流を受け、2017年7月にはDigital Health Innovation Action Planが策定され、その中で、SaMDの特性に合わせた薬事承認制度の導入を目指すために、製品ではなく企業単位のアプローチという構想が発表された。

これは、ソフトウェア事前認証プログラム（Digital Health Software Precertification Pilot Program：Pre-Certプログラム）と称される実

●図 1―Pre-Cert プログラムの経緯

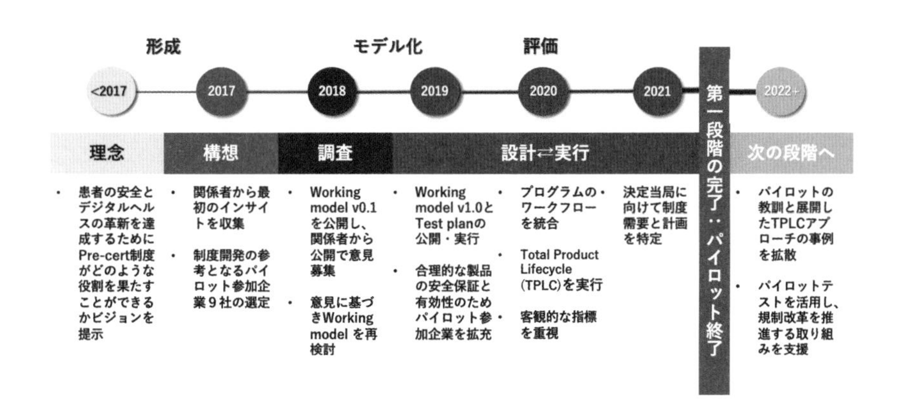

証的な取り組みであり、2019年から2022年にかけて実証的に試行された。大まかな経緯は**図1**の通りである。

従来の医療機器の薬事承認では、個別の製品ごとに安全性及び有効性、並びに品質の評価を必要とするが、このPre-Certプログラムにおいては、無体物であるSaMDの特性を考慮し、個別の製品ごとではなく、製造する企業である「組織」に着目した評価や市販後の情報収集に重点を置いて評価するという試みに関係各所から注目が集まり、Pre-Cert（プレサート）プログラムへの参加希望として100社以上の応募があったと言われている。この中から、実際に参加した企業は、アップル（Apple）、ジョンソン・エンド・ジョンソン（Johnson & Johnson）、サムスン（Samsung）、ベリリー（Verily）等の9社であった。

このように、Pre-Certプログラムにデジタルヘルス製品の開発に取り組む主要な民間企業が参加した上で、開発側のプレイヤーをルールメイキングに積極的に取り込んだ点や、既存の立法上の権限を超えた目標に向けてFDAが具体的な計画を示した点、実際の申請と並行して、当該申請に対する模擬承認審査を行うことによる実証など、Pre-Certプログラムの試行は社会実装に向けた手法としても着目すべき点が多く、示唆に富む取り組みであったと言える。

1.2 Pre-Certプログラムの目的

Pre-Certプログラムの目的は、製品の品質に対する強固な取り組み及び組織的な優越性を実証した組織（企業）が開発・販売する医療機器について、より合理的な規制枠組を提供するというものであったが、これは薬事承認に必要な法令上の基準（有効性及び安全性）を変更するというわけではない。

FDAは、Pre-Certプログラムの中でSaMDのライフサイクル全体を

「the total product lifecycle（TPLC）」と表現している（IMDRFの文書に準拠した表現）が、これは承認のために必要な情報をTPLCの様々な段階（製品開発、市販後調査、製品のアップデート等）で取得、収集、評価するための手法としてPre-Certプログラムを位置付けているためである。

図2はPre-Certプログラムの概念図である。FDAから事前認証（Precertification）を付与された組織（企業）は、より合理化された薬事承認審査（Streamlined Review）を受ける資格を得ると共に、上市後の実社会での性能（Real World Performance：RWP）に関する情報の収集体制を事前に提出することを約束することによって、薬事承認審査を有利に進めることが可能となる。

Pre-Certプログラムの構想段階において、FDAは、最終的には、管轄下にある全てのソフトウェアに対してPre-Certプログラムの適用を目

●図2―Pre-Certプログラムの概念図

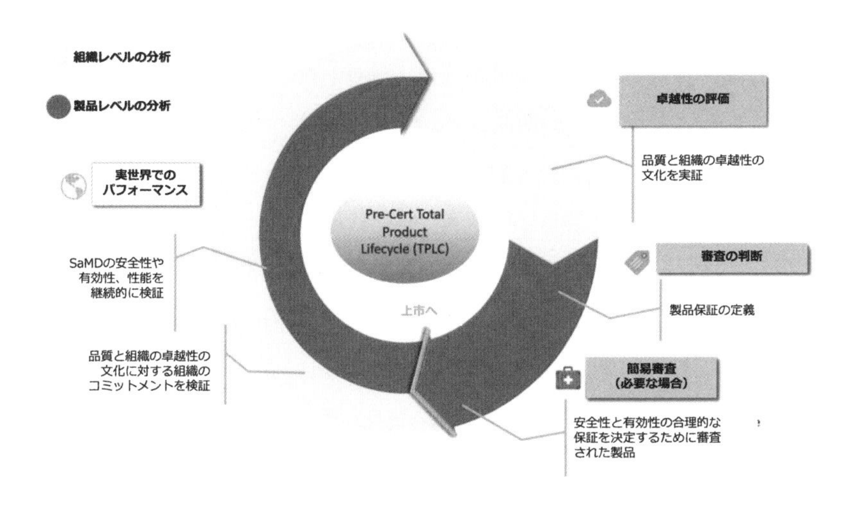

指すとしていたが、当面は人工知能や機械学習アルゴリズムを使用するものを含むSaMDに限って運用する方針となった。

次項からは、Pre-Certプログラムの3つの主要素である事前認証(Precertification)、合理化されたレビュー(Streamlined Review)、上市後の実社会での性能（Real World Performance：RWP）に関する情報収集・分析について簡単に説明する。

1.3 Pre-Certプログラムの3つの主要素

(1) 事前認証（Precertification）

事前認証とは、安全で有効なソフトウェアを製造する組織（企業）であれば「正しいことを行う」(Do the right things）だけではなく、「正しくことを行う」(Do the things right）ことができるものであるという考えのもと、SaMDの安全性及び有効性の評価の一部を個別製品ではなく、製造販売する組織（企業）の評価を行うことによって実現するというコンセプトに基づく考え方である。

事前認証の付与にあたっては、その組織（企業）が、①製品の品質、②患者の安全、③臨床上の責任、④サイバーセキュリティ及び⑤積極的な顧客調査文化という5つの原則（Excellence Principles）に照らして優れているかどうかを評価（Excellence Appraisal）される。この評価にあたっては、画一的な組織体制や社内プロセスを強要するというものではなく、FDAは、評価対象となる組織の既存の社内体制を前提とした評価基準を採用し、最も当該組織にとって負担が少ないアプローチを採用している。つまり、ISO13485等の既存の基準を遵守していることなどが評価に含まれる。

事前認証の審査においては、事前認証を申請する組織（企業）が対象となる事業ユニットの範囲を自ら特定することが求められる。また、その組織の体制などが事前認証に値するかどうかについては、組織の種類や大きさによって異なるため、事前認証を申請する組織は、基準を満たすことを示すための重要なパフォーマンス指標（KPIs）を自ら定める必要がある。

事前認証の審査（基本的には2〜5日程度で行うことを想定）後は、KPIsの要旨をFDAに定期的に報告することが義務付けられたが、FDAは、Freedom of Information Act（情報公開法）下の、レポートに記載された各組織のKPIレポートや結果を公開はしていない。

Pre-Certプログラムの実証を踏まえ、2022年に公開されたPre-Certプログラム実証に関する最終報告書（"The Software Precertification(Pre-Cert)Pilot Program: Tailored Total Product Lifecycle Approaches and Key Findings"）では組織が事前認証に値するかどうかを評価するために必要である定量的なKPIsを作成する上で重要な項目を大きく12個挙げている。

① リーダーシップと組織的支援　Leadership and Organizational Support
② 透明性　Transparency
③ 人　People
④ 社内インフラと労働環境　Infrastructure and Work Environment
⑤ 患者へのリスクマネジメント　Risk Management: A Patient Safety Focus
⑥ 構造と変化の管理　Configuration Management and Change Control

⑦ プロセスと製品の成長に向けた調査・分析　Measurement, Analysis, and Continuous Improvement of Processes and Products
⑧ 外部委託の管理　Managing Outsourced Processes, Activities, and Products
⑨ 要件管理　Requirements Management
⑩ 設計と開発　Design and Development
⑪ 検証と妥当性確認　Verification and Validation
⑫ 保守と展開　Deployment and Maintenance

この報告書の中で、FDAはデータ作成を管理する組織内プロセスを評価するよりも、「SaMDの開発と保守に使用されるプロセスがどのように効果的であり長期間維持されているかを示すKPIに焦点を当てた組織的評価」が、開発プロセス全体の評価に適しているのではないかと公表した。

また、事前認証には複数のレベルが設けられた。2019年1月に公表されたWorking Model v1.0ではソフトウェアサービスの提供経験の有無によって2つのレベルが提案された。低リスクのソフトウェアは市販前の薬事承認審査なしで販売でき、その他のソフトウェアについてはStreamlined Reviewを受けることができるレベル1事前認証と、中リスクのソフトウェアについても薬事承認審査なしで販売できるレベル2事前認証である。ただしこれらはパイロット参加企業の情報取得と将来の制度設計のために設けられたレベルであり、今後恒常化するかは未定である。

なお、Pre-Certプログラムはあくまで実証実験段階のものである。FDAがSaMDの設計、開発、管理に関するデータを収集するために、ボランティアとして参加した民間企業が安全で有効性のある機器を開発する能力を有しているかを評価したものであり、企業に対して実際に事前認証を付与することや事前認証のレベルを確定するといったことはしていない。また、FDA以外の認証第三者機関による審査もしていない。

(2) 審査手続の決定及び合理化されたレビュー (Streamlined Review)

事前認証を受けた組織（企業）は、IMDRFの定めるSaMDフレームワークを基礎として個別の製品に関する情報をFDAに提供することで、経るべき審査手続（審査不要の場合を含む）が決定される。

米国の場合、製造販売承認の主なルートは510(k)、De NOVO及びPremarket Approval（PMA）であるが、事前認証を受けた組織がSaMDについて製造販売承認を得ようとする場合、このいずれのケースについても、Streamlined Reviewを受ける資格が付与される。伝統的な薬事承認審査と異なる点としては、事前認証審査、審査手続の決定で得られた情報の活用や、組織（企業）が確約する実社会での性能(RWP）の監視分析計画の評価によって、必要な情報の収集及び評価がSaMDのライフサイクル全体（TPLC）に分散して行われる結果、Streamlined Reviewにおいては、製品特有の情報など、限定的な要素の評価のみでよいこととなることが挙げられている。また、Pre-Certプログラムを通じてFDAと開発企業は早期から緊密に連携することになるため、Streamlined Reviewは従来よりもインタラクティブなものとなることが期待される。

(3) 実社会での性能（RWP）

事前認証を受けた組織（企業）は、上市後の製品のRWPに関する情報を継続的に収集・分析することによって、安全性やサイバーセキュリティに関するリスクを検出し、医学的エビデンスを生成することが求められる。つまり、組織（企業）は、積極的にRWPに関する情報をモニタリングし、その情報や分析結果にFDAがアクセスすることで、その組織（企業）が事前認証に値しているか、また製品の安全性・有効性に問題ないかの評価が可能となる。

FDAは、RWPの収集分析に対して随時アクセスできることによって、事前認証を受けた組織（企業）が収集する情報の種類や潜在的なシグナルの種類に関する知見を得ることができ、FDAと当該組織は製品の改修やアップデートについて、早期かつ協働的に対処することが可能となることを期待している。また、FDAがRWPの分析結果にアクセスすることによって、個別の製品に止まらず、類似の製品群全体に影響を及ぼす潜在的な問題を感知し、問題が顕在化する前にその他の製造販売業者とも問題を共有することが可能になることも期待している。

構造化されたRWPの分析を医学的エビデンスとして利用する可能性も示唆されている。例えば、FDAの審査チームが、上市後の医療機器データを当該医療機器の特別管理（special control）文書として活用すべきと判断する可能性もある。

2022年9月に公表された最終報告書では、このようにRWPを活用することで、組織（企業）にとっても「RWPおよび透明で客観的なその他のデータにより、問題を解決するためのタイムリーで的を絞った行動が可能になり、有害事象を防止する機会が生まれ規制順守を強化する」効果が得られると述べられている。

FDAは、将来的に最新の各機器の利点やリスク、RWP等を総合して規制要件をより効率的に調整することも示唆している。

1.4　Pre-Certプログラムの実装に向けた今後の展望

Pre-certプログラムは、前述の通り、2017年から構想され、民間企業も参加することで実証的な社会実験の要素が多分にあった。この実証的な取り組みに向けて、2019年には、FDAで公開ワークショップが実施され、Pre-certプログラムのビジョンやアプローチを説明する３つの文書が公開された。また、同年５月には適切な評価手法かどうかを確認するために多様な参加者を募り、前述した９社以外に限らずソフトウェア開発会社や医療機器メーカーなど幅広い事業者を対象としたテストプログラムが実施されている。

2022年９月、FDAは「Tailored Total Product Lifecycle Approaches and Key Findings」という総括報告書を公表し、Pre-certプログラム実証の完了を発表した。SaMD製品を監督する業界関係者との新しい手法やアプローチを模索することができた一方で、FDAは「現在の法定権限の下で提案されたアプローチの実装という課題」に直面したと述べ、新たな立法措置の必要性を主張している。2023年１月にはFDAの医療機器・放射線保健センター（CDRH）が医療機器への迅速なアクセス手法を開発するため「Total Product Life Cycle Advisory Program Pilot」を開始すると発表しており、Pre-certプログラムについては今後も議論が進められる模様であるが、2023年４月時点で続報はない。

2. ドイツの取り組み：DiGA

2.1　DiGAの意義

次に、2019年12月にドイツで施行されたデジタルヘルスケア法（Digitale-Versorgung-Gesetz：DVG）によって規定されたDiGA

(Digitale Gesundheitsanwendungen、デジタルヘルスアプリケーション）とその特徴的な薬事承認・保険償還制度であるDiGA fast track（DiGAファストトラック）について、現時点での審査方法や承認状況などを概観する。

近年のめざましい技術革新により誕生したデジタルヘルス製品は医療を向上させる機会を提供しているが、多くの国と地域に存在している現在の法的枠組みではその機会を十分に活かしきれていない。本稿で紹介するDiGAファストトラックはデジタルヘルス製品の特長を踏まえてドイツが社会実装した特筆すべきものである。

DiGAファストトラックにより、薬事承認及び公的健康保険による償還の時期が前倒しになることで、薬事・保険償還上の検証や製品の改良に、試験的・研究的なデータだけではなく、臨床での実使用のデータを活用することが期待できる。また当該制度対象になったデジタルヘルス製品は、条件付承認後の一定期間内に臨床評価による有効性・安全性の確認が求められているため、最終的に市場に残る製品の質は担保される。そしてより新しい製品を早期に患者に届けることが可能となる。

実際に同制度は国内でのデジタルヘルス製品の開発促進にも寄与しており、2022年10月時点で本掲載されているDiGA（デジタルヘルスアプリケーション）は35件に上っており、日本の2件（2022年5月時点）と比べて非常に多い。日本においても中央社会保険医療協議会（中医協）保険医療材料専門部会や規制改革推進会議で同制度の概要は取り上げられており、今後の我が国における政策形成においてもベンチマークのひとつとして扱われている。

2.2 DiGAの概要および要件

DiGAは、ドイツ語の「Digitale Gesundheitsanwendungen」の頭

文字を取って表記される概念で、英語では「Digital Health Applications」、日本語では「デジタルヘルスアプリ」に該当するものである。このDiGAに含まれるデジタルヘルス製品については、2019年12月19日に施行されたデジタルヘルスケア法（DVG）に基づき、薬事承認と保険償還の双方において通常の医療機器とは異なる特別な制度が用意されている。

DiGAとなるための要件は次の４つである。

① CEマークを取得したリスククラスⅠまたはⅡaの医療機器
② 機能がデジタル技術に基づいており、その機能で医療目的を達成するもの
③ 病気の検出、監視、治療もしくは緩和、または怪我もしくは障害の検出、治療、緩和もしくは補償をサポートするもの
④ 患者が中心となって使用するもの

ドイツにおける医療機器のリスククラス分類はEUのクラス分類に従っており、上記①のクラスⅠ及びⅡaの医療機器は、日本ではクラスⅠ及びクラスⅡ相当の医療機器となる。ただし、日本ではクラスⅠ相当のプログラムは医療機器の定義から除外されているため、相違がある点については注意が必要である。

②ないし④の要件によって、ファストトラックの恩恵を受けられるDiGAは、デジタルヘルス製品の中でもデジタル技術が患者に対して直接便益を及ぼす場合に限定される。具体的には、②及び③の要件によって、それぞれデジタル技術が補助的な役割にとどまる場合や、デジタル技術が直接疾病の治療に寄与しない場合（例えば、医療提供者による診断、治療の補助をするプログラム）は除外される。これはドイツの規制

当局である連邦医薬品医療機器庁(Bundesinstitut für Arzneimittel und Medizinprodukte：BfArM）が「DiGAが主に医師の役に立つものであってはならない」という意見を持っているためである。また、④の要件については、患者が単独で使用することも、患者と医療提供者が一緒に使用することも可能とされているが、実際は患者が使用し、患者に直接に働きかけるプロダクトであることが要求されている。

また、一次予防を目的とするデジタルヘルスプロダクトは、DiGAに含めることはできない。DiGAは、「病気の検出、監視、治療若しくは緩和」または「怪我もしくは障害の検出、治療、緩和もしくは補償」をサポートする役割を果たすものであり、病気を回避または予防するという要件は含まれていないからである。なお、病気の悪化を防ぐ（二次予防)、二次的な病気や合併症の予防（三次予防）に寄与するDiGAは「治療」に含まれる。

2.3 DiGAファストトラックについて

(1) DiGAディレクトリへの登録（仮搭載）

DiGAとしてドイツの規制当局（BfArM）から承認され保険償還等の制度的メリットを享受するためには、まずDiGAディレクトリ（https://diga.bfarm.de/）に登録される必要がある。DiGAディレクトリとは、患者、医師、その他の医療従事者向けにDiGA製品の基本情報（製品名や製造元等）や各利用者向けの詳細情報（医療目的、動作原理、使用方法等）を掲載したポータルサイトである。

DiGAディレクトリに登録されるためには、BfArMが定めた一定の基準を満たす必要がある。おおまかには下記の２点である。

① DiGAの登録に必要な一般的要件（DiGAV）を満たしていること

（例えば、安全性と使用適正、データ保護、情報セキュリティ、相互運用性等）

② DiGAが医療目的に関する有効性を有していること

①のデータ保護については非常に厳しい基準が設けられている。審査時点でのセキュリティの十分性を審査するだけでなく、承認後にも継続するセキュリティレベルを確保するために、すべてのDiGAに対して一定の運用管理体制を確立することが求められている。製造販売業者が自主的に回答する一般的要件に関するアンケートの120の質問のうち、実に80がデータ保護に関するものである。セキュリティ水準を満たさないアメリカのデジタルヘルス製品はDiGAとして認められないなど、高いセキュリティ水準が求められている。

また、相互運用性の要求事項として、DiGAを介して収集されたデータの治療関連のサマリーを人間に可読で印刷可能な形式でエクスポートできることや、患者がDiGAから収集したデータを機械読み取り可能な形式でエクスポートできるようにすることなどが承認段階で要求されている。

DiGAファストトラック制度の注目すべき点として、DiGAディレクトリへの「暫定的」追加という制度を実験的に取り入れていることがある。DiGAへの搭載を目指す製造販売業者は申請時に、「仮搭載」または「本搭載」のどちらを行うか選ぶ必要がある。すでに自社で医療目的に関する有効性を証明する試験を実施済みの場合は本搭載の申請が可能である。有効性を実証していない製造販売業者であっても、暫定的追加後最長12か月間、実臨床において使用し、リアルワールドデータを用いて有効性を証明するための試験を実施し、本搭載を目指す仮搭載が可能である。

2022年12月時点で、DiGAディレクトリには全体で160のデジタルヘルス製品が申請されている。その内、125が仮搭載、35が本搭載（全体の約21%）とされている。

（2）DiGAの実臨床への実用、本搭載

前述したように、該当デジタルヘルス製品の医療目的に関する有効性が確認できていない製造販売業者であっても、一定期間の間に実臨床でデータを獲得すればDiGAディレクトリへの本搭載を目指すことができる。

デジタルヘルスケア法は、実臨床データを「ケアを介在させるためのDiGAの貢献の最も大きなもの（section139e）」と定めており、しかも「システマティックなデータ評価を取らなければならない（section14）」と定めている。DiGAを使用した患者と使用していない患者の状態を比較し、定量的な研究結果を得ることが本搭載には求められる（section10）。

DiGAのガイドブックによると、有効性を示すためには健康状態の改善、病気の期間の短縮、生存期間の延長または生活の質の改善といった「①医療的なメリット」、または患者の治療へのアクセス向上、治療の安全性向上、日常生活における病気に関連する困難への対処といった「②患者の手順的・機能的改善」のどちらかを示す必要がある。この間の全ての費用は製造販売業者が負担しなければならない一方で、製造販売業者は価格を自由に決定することができ、これが公的健康保険制度に反映される。

そして研究結果を、遅くともBfArMが定めた試験期間終了までに提出しなければならない。承認を得るために必要な有効性の証明は、ランダム化比較試験などを用いてドイツ国内で研究を実施する必要がある。製品の質を担保するために、承認までの条件が非常に厳しく設定されている。一部のDiGA開発企業に対する調査では、これら全ての要件を満た

すために50万〜350万ユーロ（約7000万円〜4億9000万円）ほどの追加コストを要したという結果が出ている。

また、製造販売業者は、試験終了の3か月前までであれば、1回に限り仮搭載期間を最大12か月延長することができる。ただし、特に付与された試験段階の終了時に医療上の有効性に関する証拠をまだ提示できない理由と、さらに延長した場合に不足している証拠を実際に実証可能と仮定できる理由説明が必要となる。

製造販売業者がデータを提出できる段階になれば、BfArMが本搭載するか否か判断する。十分な根拠を示せていたならば晴れて本搭載となるが、不十分な場合はディレクトリから除外される。2022年12月時点で、BfArMが本搭載を認めた事例は37件、認めなかった事例は15件ある。また87件は製造販売業者が搭載の取り下げを申請している。BfArMは搭載除外の理由を公表していない。BfArMがアプリケーションの効果が見られなかったとして製造販売業者と相談した結果であり、法的に問題があったわけではない。例えば「Mika」や「M-sense」は製造販売業者からのリクエストでディレクトリから除外した。また、「Rehappy」は製造販売業者からデータを提示されたものの、十分でないと判断しディレクトリから除外した。本搭載を拒否された場合には、製造販売業者は最短で12か月後に新しい申請を出すことができる。

2.4　DiGAの保険償還

ドイツにおけるDiGAへの医療保険からの支払の原資は公的医療保険であり、この点については日本において保険償還の対象となるプログラム医療機器と同様だが、ドイツで特徴的なのは、公的医療保険からの支払対象の範囲とその償還価格である。**図3**はドイツ連邦保険省のガイドブックに掲載されている保険償還のスキームである。

まず、公的医療保険からの支払対象となる範囲は、DiGAディレクトリに搭載された全てのデジタルプロダクトである。これには仮搭載のものも含まれるため、臨床上の有効性が証明されていないデジタルヘルス製品であっても公的医療保険により費用が支払われるということになる。この時、仮搭載期間中は製造販売業者が自由に価格を決定でき、これが公的健康保険制度に反映される。

2年目以降の価格は、製造販売業者と法定健康保険基金中央会との間で交渉して決定されることになるが、最初に設定された価格から比べると交渉後の決定価格は大幅に下落するとも言われている。なお、製品搭載後1年以内に償還価格について合意できなかった場合は、3か月以内に仲裁委員会が価格を決定することとされている。

●図 3—DiGA の保険償還の概念図

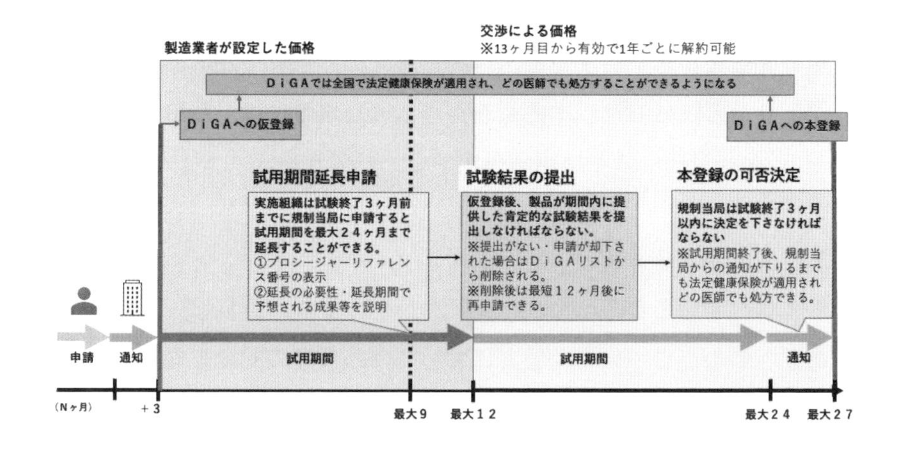

まとめ

SaMDをはじめとするデジタルヘルス製品は、実社会での使用情報を用いた迅速な改善・改良が期待されるとともに、患者の同意取得やデータ集積が従来よりも容易になることが期待される製品である。米国のPre-Certプログラムも、ドイツのDiGAおよびDiGAファストトラック制度も、SaMDという製品特性を考慮した規制のあり方として参考となる事例であることは間違いなく、各国この新しい製品群への対応を模索している最中だ。医療・ヘルスケア領域においては、どの国においても前提となる社会制度が複雑に相互作用しており、他国の政策をそのまま自国に導入することは現実的ではないものの、日本国内でもSaMDの開発が活発となってきている中で、紹介したこれらの国々の事例も踏まえながら制度のあり方も議論が進んでいる。開発の後押しをする制度が形成されることを期待したい。

0601

日本医療機器産業連合会の活動について

和田賢治（一般社団法人日本医療機器産業連合会）

1. 医療機器業界と医機連について

一般社団法人日本医療機器産業連合会（以下「医機連」という）は、医療機器に関する業界団体の連合体であり、現在20の業界団体が会員として参画する組織である。また各団体には会員企業が参画し、その数は延べ4300社に及ぶ。

医療機器業界において製造販売される医療機器は、CTやMRIといった大型の検査装置からカテーテルや人工関節、手術用メス、医療ガーゼといった小型の器具まで多岐に渡り、実に4000種類、30万品目以上ともいわれ、医療機器産業は大変裾野の広い産業であることが大きな特徴だといえる。

2. 医機連の主な活動について

医機連では、医療機器に関わる法制や保険、国際政策、倫理、規格、販売保守等、幅広く存在するテーマに応じた18の委員会を設けて委員会で議論し、それをもとに行政への提言や行政との意見交換、調整等を行っている。いずれの分野においても1つの企業から意見するより、業界として声を大きくあげていくことが活動を推進する上でのポイントとなる。

そしてここ数年は医療機器業界にもデジタル化の波が押し寄せていることを受け、2018年には「医機連産業ビジョン2018－Society5.0を支える医療機器産業をめざしてー」を策定し、医機連としてデジタル分野を中心とした活動の方針を打ち出した。本ビジョンの中で、データ利活用とサイバーセキュリティ強化の推進をデジタル化にまつわる重要なテーマとして位置づけ、行政への政策立案なども行っている。

3. プログラム医療機器に関する医機連の取組み

2021年にはプログラム医療機器に関する様々な課題を扱うべくプログラム医療機器対応WG（ワーキンググループ）を立ち上げた。このWGでは医機連外部の有識者にも参画を募り、幅広く意見を聴きながら活動を推進している。とりわけプログラム医療機器の規制と保険に関する議論は現在のWG活動の中核をなすものであり、また極めて専門性の高い分野であるため、当WGを支える組織として規制と保険のサブWGをそれぞれ設置し、活動している。

現在のところ規制に関しては、プログラム医療機器該当性判断の見直しと一層の明確化、迅速な製品投入を可能とするための審査制度の見直し等が議論されており、また保険に関しては、診療報酬上の評価方法の明確化に関する議論がなされている。いずれもプログラム医療機器における事業参入時の予見性に大きく関係するものである。

医療機器が非常に多種多様であることは前述の通りだが、プログラム医療機器も多様性に富んでいて、従来の医療機器とは異なる領域への広がりを見せている。例えばニコチン依存症の喫煙者に対する禁煙の治療補助を行うアプリケーション、診断の支援や治療計画・方法の決定を支援するプログラム等が登場してきている。ベンチャー企業や異業種からの参入も増加しており、この分野におけるイノベーションの牽引役を担っている。さらに、同じ医療でもDTx（デジタルセラピューティクス）のように、医薬分野からの参入も加速してきている。

当WGで扱うテーマや議論されていることについてもう少し深掘りすると、例えばデータ利活用に関しては、現在はいわゆる次世代医療基盤法（医療分野の研究開発に資するための匿名加工医療情報に関する法律）や改正個人情報保護法（個人情報の保護に関する法律）に関する議論が盛んである。ここでの議論は、医療データを、いかに安全を担保しながら活用しやすいものにしていくかを目的としたものであるが、実際の状況は大変複雑であり、多くの有識者によって議論が進められている。例として、本原稿の執筆時での議論の一つに次世代医療基盤法の見直しが挙げられた。この中では、匿名加工医療情報における医療研究の現場ニーズに的確に応える匿名化のあり方の検討や多様な医療情報との連結・収集に関する議論が行われており、ようやく一定の方向性が打ち出されるところまできている。WGには行政、アカデミア、産業界が参画しているが、医機連内で有識者による事前検討も行っており、ここに来るまでも多くのプロセスを経て意見が纏められている。

上述の活動も産業界の立場からすれば、革新的な医療機器、ここでは特にプログラム医療機器について、開発から上市までの期間を短くすることで迅速に患者に届けることが出来るような環境整備を行っていくことが活動の中心であるといえるが、そのために産業界として優先度の高い事項から行政との対話イベント等において政策提言していくことを業界活動における重要なアウトプットとしている。

4. その他の関連する取組みについて

上述してきたように、医機連は業界団体の連合体として、業界の声を一つの大きな声として纏め、多くのプログラム医療機器事業者が活動しやすくなるよう注力してきているが、それとは別の取組みとしてプログラム医療機器の社会実装に力点を置く活動にも参画している。その一つが、政府が推進する「戦略的イノベーション創造プログラム」(SIP)第2期の取組み課題の一つ「AIホスピタルによる高度診断・治療システム」への参画である。これは、AI、IoT、ビッグデータ技術を用いた「AIホスピタルシステム」を開発・構築・社会実装することで、高度で先進的な医療サービスの提供と、医療機関における効率化を図り、医師や看護師等の医療従事者の抜本的な負担の軽減をめざすものである。この課題において医機連では、主にAIアプリを提供するベンダーが参画しやすいよう規定類の整備や活動の周知を2020年から行ってきている。今後も本格的な社会実装に向け、日本医師会や他のステークホルダーとも連携しながら、引き続き活動を推進していく。

5. 終わりに

以上、業界における活動について医機連として取り組んでいる状況を述べてきた。医療機器のDX（デジタルトランスフォーメーション）化を活動の中心に据えて推進してきたが、活動そのものは広がり続けており、それに伴い取り組むべき課題も多くなっている。医機連としては、その都度新しい課題を正面から捉え、必要に応じて検討体を組成し、産業界としての意見を幅広く集め、調整して纏めていく活動を推進している。いずれにせよ、めざすべき目標は、より良い医療を迅速に国民に提供していくために医療機器業界に貢献していくことに変わりはない。これから参入を検討している企業や個人の方々には、大きな目標を達成するための業界活動が事業活動を推進しやすくすることにつながることを知っていただきたいし、関心を持って活動にも参画していただければ幸いである。

あとがき

プログラム医療機器は、デジタル技術のイノベーションと制度面での改革を両輪として動いている医療機器フロンティアの１つで、病院等の医療機関内だけでなく一般的な生活シーンや在宅等での多種多様な活躍が期待されている。私としては、さながらカンブリア大爆発の様な発展があればいいなと思っている。

一方、そこは従来の医療機器と異なるチャレンジングな領域であり、医療機器メーカーのみならず、製薬企業やベンチャー企業、全くの異業種企業の参入も多いため、プログラム医療機器に関わる薬事規制等の基礎的な事項とビジネスモデルの検討の参考になるような多様な事例をまとめた入門書的なガイドブックが望まれているのではないかと考えた。

このようなアイデアを『医療機器への参入のためのガイドブック』『医療機器への参入のためのスタディブック』（いずれもNPO法人医工連携推進機構編、薬事日報社発行）で一緒に仕事した薬事日報社の河辺さんが引き受けてくれて、医療・福祉機器産業室の野崎さん、小関さん、新倉さんも加わって形にしていった。特に、この本が完成できたのは、以前一緒に医療・福祉機器産業室で当分野の検討を深めさせてもらい倉敷中央病院に戻られた藤原さんのアイデア出しや内容構成、各個別パートの執筆等に負うところが大きく、改めてこの場でお礼を言いたい。

また、本書の執筆者の方々については当世豪華な面々であり、医療・研究・ビジネスの最前線で活躍して忙しいところ、本書の主旨に賛同いただいての執筆協力、本当にありがたかった。当分野の未来に向けた想いは同じだと感じた。

厚生労働省医療機器審査管理課の歴代課長の河野さん、関野さん、中山さんはいつも前向きで、楽しくやりとりさせていただいた。厚生労働省医療機器政策室室長の堀岡さん、鶴田さんとの医療機器促進法に基づく医療機器基本計画の改訂等での意見交換は有意義で勉強になった。2021年6月には自由民主党政務調査会データヘルス推進特命委員会で、プログラム医療機器に関する提言が自見はなこ先生を中心にまとめられるなど、今後の大きなうねりを予感させる出来事もあった。

プログラム医療機器に関する産学官連携フォーラム（SaMDフォーラム）での最新の検討状況の紹介や、医学会総会セッションでのプログラム医療機器に関する発表やリアルな意見交換等では、関係者の熱気を感じた。当分野に関係する方々の様々なコミュニケーションが今後のグローバルな発展に結びついていくことを祈って筆を置こうと思う。

そして最後に、常に温かく応援してくれる妻と、一緒に遊んでくれる子供達にお礼を述べて本書を締めくくりたい。

令和5年5月吉日　廣瀬　大也

執筆者一覧（五十音順）

浅原弘明（あさはらひろあき）：株式会社MICIN

上野太郎（うえのたろう）：サスメド株式会社 代表取締役／小石川東京病院

小川晋平（おがわしんぺい）：AMI株式会社代表取締役CEO

桐山瑶子（きりやまようこ）：株式会社MICIN

小関義彦（こせきよしひこ）：国立研究開発法人産業技術総合研究所 主任研究員

島原佑基（しまばらゆき）：エルピクセル株式会社 代表取締役

鈴木薫之（すずきしげゆき）：株式会社OPExPARK 最高技術責任者

鈴木孝司（すずきたかし）：公益財団法人医療機器センター

高熊万之（たかくまかずゆき）：田辺三菱製薬株式会社 創薬本部 創薬基盤研究所ケモインフォマティクスグループグループマネジャー兼ファーマ戦略本部デジタルトランスフォーメーション部

新倉奈々（にいくらなな）：元経済産業省 商務・サービスグループ 医療・福祉機器産業室

長谷川高志（はせがわたかし）：特定非営利活動法人日本遠隔医療協会 特任上席研究員

廣瀬大也（ひろせひろや）：経済産業省 商務・サービスグループ 医療・福祉機器産業室 室長

藤原崇志（ふじわらたかし）：公益財団法人大原記念倉敷中央医療機構倉敷中央病院 耳鼻咽喉科臨床研究支援センター、前経済産業省 商務・サービスグループ 医療・福祉機器産業室 室長補佐

松本英哲（まつもとひであき）：田辺三菱製薬株式会社 ファーマ戦略本部デジタルトランスフォーメーション部

三澤将史（みさわまさし）：昭和大学横浜市北部病院 消化器センター 講

師
村上まどか（むらかみまどか）：独立行政法人医薬品医療機器総合機構（PMDA）
和田賢治（わだけんじ）：一般社団法人日本医療機器産業連合会（JFMDA）産業政策室幹事、プログラム医療機器対応WG主査

（所属等は2023年5月現在）

プログラム医療機器入門

製品事例、薬事、保険、海外規制、業界団体の動向

2023年7月31日　第1刷発行

監　　修：経済産業省 商務・サービスグループ 医療・福祉機器産業室

著　　者：浅原弘明、上野太郎、小川晋平、桐山瑶子、小関義彦、島原佑基、鈴木薫之、鈴木孝司、高熊万之、新倉奈々、長谷川高志、廣瀬大也、藤原崇志、松本英哲、三澤将史、村上まどか、和田賢治

発　　行：株式会社薬事日報社

〒101-8648 東京都千代田区神田和泉町1番地
電話 03-3862-2141　FAX 03-3866-8495
ホームページ　https://www.yakuji.co.jp/
オンラインショップ　https://yakuji-shop.jp/

カバーデザイン：渡邉和美（株式会社ダイヤモンド・グラフィック社）

DTP・印刷：株式会社ダイヤモンド・グラフィック社

ISBN978-4-8408-1623-6